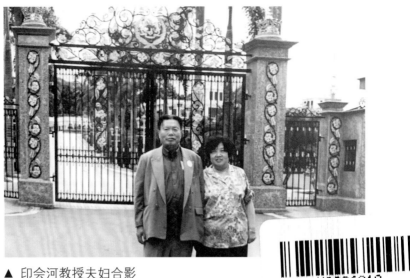

▲ 印会河教授夫妇合影

人民日报

RENMIN RIBAO

第15782期 （代号1—1）

1991年9月
25
星 期 三
辛未年八月十八
北京地区天气预报
白天 多云转阴
傍晚有小雷阵雨
风向 偏东转南
风力 二、三级
夜间 阴有小雷阵雨
转多云
风向 南转北
风力 一、二级
温度 最高 25℃
最低 14℃

人民日报社出版

得知著名老中医印会河收弟子，中医界的不少年轻学者，跃跃欲试，都想投在他的门下，无奈名额有限。

但印老先生不负众望。他不要国家多出一分钱，毫无保留地把自己从医50余年的经验传授给别人。

1957年，在有卫生部顾问和知名中医参加的学术座谈会上，32岁的印会河提出搞一部系统的中医基础理论著作的设想。他陈述道："没有个系统的基础理论，势必妨碍中医学的发展。"

与会的诸位前辈当即采纳了他的意见。后来汇报给卫生部，认为意见可取，遂将任务下达给他当时任教的南京中医学校，并由他出任主编。

一年后，一部50万字的《中医学概论》即由人民卫生出版社出版，作为全国高等医药学院校第一本中医教材。这奠定了印会河在中医界的地位。接着，他主编出版的《中医基础理论》一书，被列为医药学大学生必修课的教材。

一直从事中医教学和临床研究的印会河知

长风扬万里

——记中日友好医院教授印会河

本报记者 颜世贵

识精深，见解独到，不拘泥于前人的陈规，一心探索中医学的新天地，同行称赞他是扛大旗的人。

印教授在他的寓所接受记者采访时说："像我这样世袭的中医，一般都喜欢用自己的模式来要求别人像自己一样。我觉得，咱们这代中医应该把前人的东西继承下来，还要发扬光大，向前看。"

1961年以来，印会河就不断发表文章，大声疾呼："中医要勇于变革，敢于创新，才能有较快的进步。要有意识地吸收和应用现代科学技术，剖析和验证中医学的科学内涵，使中医学的理论和临床诊疗现代化，方能跟上现代世界医学科学发展的步伐。"

印教授注重理论与实践的结合。极受中医界喜爱的专著《中医内科新论》，就是他的实践经验的结晶。

人生的道路往往是不平坦的，印教授也不例外，在他的学术思想未被理解的时候，也曾受到过不公正的对待。但他为了中医事业，矢志不移，豁达大度，走着自己的路。

▲《人民日报》报道印会河教授事迹

德高望重
当代名医

印会河教授金生集面世

陈可冀谨题
二〇二〇年新春
于北京

▲ 陈可冀院士题词

印会河亲笔真传系列

印会河

抓主症方论手稿

孙启基 段军
赵玮 印螺 整理

印会河 著

中国健康传媒集团
中国医药科技出版社

内 容 提 要

本书是印会河教授未完成的遗稿。印会河教授是全国第一批中医教授，曾任中医内科、温病、中医基础理论教研室主任，后又调至中日友好医院工作。其临床扎实实用、理论深邃不空泛。他终生强调中医治病要"抓主症"，他从中受益，也想惠及大众。而本书专论他抓主症的方法和方药，以病为纲，所列病种，都是他验之临床，效果满意的。可惜书稿未完全完成，仅部分疾病完成，但是足以窥其抓主症精髓。

图书在版编目（CIP）数据

印会河抓主症方论手稿 / 印会河著 . 孙启基，段军，赵玮，印螺整理 — 北京：中国医药科技出版社，2021.1

（印会河亲笔真传系列）

ISBN 978-7-5214-2013-5

Ⅰ.①印… Ⅱ.①印…②孙…③段…④赵…⑤印… Ⅲ.①方剂学 Ⅳ.① R289

中国版本图书馆 CIP 数据核字（2020）第 176653 号

美术编辑　陈君杞

版式设计　也　在

出版　**中国健康传媒集团**｜中国医药科技出版社

地址　北京市海淀区文慧园北路甲 22 号

邮编　100082

电话　发行：010-62227427　邮购：010-62236938

网址　www.cmstp.com

规格　710×1000mm $^1/_{16}$

印张　7 $^1/_4$

字数　145 千字

版次　2021 年 1 月第 1 版

印次　2022 年 6 月第 2 次印刷

印刷　北京市密东印刷有限公司

经销　全国各地新华书店

书号　ISBN 978-7-5214-2013-5

定价　38.00 元

获取新书信息、投稿、为图书纠错，请扫码联系我们。

序

  抓主症是在中医故有的复杂多变的辨证论治的基础上抓住其中极少的一至三个主要症状（包括西医的明确诊断在内），便能定方、定药，甚至定量地加以处理，并能在一定程度上提高疗效。这是基于余五十余年临床经验的积累和中西医理论的互融，而形成的确切、系统性的认识，能够更有效、正确地掌握疾病与症状之间的联系，指导临床实际工作，提高观测病人的能力并从而提高愈病的效果。首先要克服根深蒂固的传统保守思想，用全新的目光观察事物，使我们的头脑逐渐与社会发展相适应起来，不断地推陈出新，不断地去腐生新，使封闭了若干世纪的中医科学，紧追力赶，赶超当今世界医学先进水平。这不过是万里长征的起步动作，但它已是冲破枷锁，使手足具有了舒展活动能力的微薄力量。

  "抓主症"是把祖先留给我们的东西，去粗取精地继承，更饶有兴致地把西医学科学相关知识，充实到中医学的宝藏中去，发挥其生生不息的作用。余之信条是"惟疗效是从，惟科学是从"，不希望在科学上制造鸿沟，更不希望在科学的领域内自设关锁。

  无如学识无多，能力有限，疾病之多，动以万千，而我之把握不过一二，是编之作，若能于寒潭击水，引起浪复珠重，则区区苦心，可以自告无愧。

江苏靖江印会河字枕流谨识

整理者的话

　　1997 年，经硕士导师董连荣教授引介，余有缘跟随印老门诊抄方学习。跟诊期间，我亲眼得见诸多奇症难症经印老诊治后效如桴鼓。赞叹之余，自愧才疏学浅，不能尽知其意、深解其理。后印老卧病，随侍病榻之侧，聊尽弟子薄力，有幸得印老指点一二，临床应用中确有奇效。然惜之零言片语，自非圆通之人，无法举一反三，触类旁通。现余已从事中西医肿瘤临床二十载，古人对恶性肿瘤认识无多，中医辨证论治亦需借助西医学研究结果，所遇往往是常规辨证效果不佳的新问题，非大智慧大学识、学贯中西者不能解。每当告穷困窘之时，倍思前贤，深怅天不假年，竟至迷津无渡。

　　今印老夫人孙启基老师相邀，参与印老"抓主症"手稿整理工作，余倍感荣幸，非关名利，唯不忍见前辈遗珠尘椟藏璧石中尔。整理录入时，常常拍案而赞叹："真知灼见！"此稿惠启后学者有三：一曰"术"——印老所用所创之方剂，皆经其多年临床应用，反复推敲，药少力专，丝丝入扣，绝无冗余堆砌；二曰"法"——抓主症，乃抓住最能体现辨证特点的症状（或舌象，或脉象），如蛇之七寸、虎之后颈，以简驭繁，一矢中的；三曰"道"——以天地阴阳之道，御中西医学之术，圆融活泼，万物在我，推陈出新，以"易"为不易，方是中医学生生不息之理。

　　区区末学，恭疏短引。以此为诚心一片，敬献于印老灵前。

赵　炜

2020 年 9 月

中国中医科学院广安门医院

目录

上篇　辨病论治抓主症

下篇　三十八首抓主症方

附录

上篇 辨病论治抓主症

第一章 略谈从辨证论治、辨病论治到抓主症

辨证是基础，辨病是方向。辨证和辨病是认识论的两个阶段。证只能解决疾病的现象问题，只有认识了病，才是抓到了疾病的本质。我认为中医西医都是辨病论治的，搞中西医结合，就不但要辨中医之病，并且还要逐步做到辨西医之病而论治。1964 年我讲辨证和辨病问题时，曾举了已经崭露头角的咽白喉合剂治疗白喉，活血化瘀剂治疗宫外孕，大黄牡丹皮汤的加减方治疗阑尾炎和大剂量枳实治疗胃下垂等作为例证，认为这是辨病论治的高级阶段，尽管当时只是少数几个病的辨病论治，但是却体现着中西医结合的方向。类如这些，便可不必从头再辨证，而是直接加以对病治疗。当然在疗效问题上还是应该继续发展的。至于不具备以上条件的那些疾病，则应抓紧中医固有的辨证与辨病，并不断地予以总结提高，以期能有更多的疾病做到用西医的明确诊断进行针对性的治疗，我认为这样的做法，对毛主席要求的："把中医中药的知识和西医西药的知识结合起来，创造中国统一的新医学新药学"是适应的，其后我又在搞辨病论治的基础上总结出一个"抓主症"的问题。就是在这方面的一些心得和体会。

一、辨证和辨病

一直都有人在说，中医是辨证的，西医则只是辨病论治。而我却认为，中医和西医，都讲辨证，也都讲求辨病论治。中医不讲辨病，则气、血、痰、火、风等的治疗方法，便没有用武之地，而西医如果丢掉辨证，则可以断言，他们会连一张极起码的化验单都开不出来。不过二者用症来辨病的方法不同罢了。二者的辨证与辨病又同是认识论的两个阶段：即由低级到高级，由感性认识到理性认识的过程则是一致的。所以，我们应该而且能够把西医的辨病和中医的辨病统一起来，把西医的检查结果和中医的辨证、辨病结合起来。具体地说，就是把西医的诊断加入中医的辨证内容，我就是这样做的。

例如，治高血压时我除根据中医的传统辨治疾病的方法以外，常加上夏枯草、青葙子、苦丁茶等以降血压。见心率达 150 次 / 分以上的心衰患者，我敢于

大量使用附子强心。这就是西医的诊断给了我力量。同时我也常利用西医的明确诊断，再加上中医的辨病分型，结合进行治疗。

例如，在治疗溃疡病时，笔者就把它分成酸多、酸少，胀甚、痛甚以及无明显体征等几个类型。酸多的就制酸健胃，酸少的就益胃建中；胀甚者就以治气为主，痛甚者以利血为先；无明显体征的就直接以消溃方等单方验方之类的方剂治之。治疗方案定下来以后就坚持治疗一个阶段，疗效也还基本满意。这比起过去的治随症变，整天跟在枝枝节节的症状后面转，朝方夕改要强得多了。

我认为中医的辨病和西医的辨病还是可以统一起来的。有些属于治疗法则上的不一致，例如治疗阑尾炎、肠梗阻等究竟须不须禁下？治疗溃疡病穿孔须不须绝对禁止饮食？这是学术上的争鸣问题，通过实践和总结经验，问题最后不难得到解决。本人工作做得不多，有待于继续积累和总结经验，并使之上升为理论。

二、抓主症

毛主席曾经说过："研究任何过程，如果存在着两个以上矛盾的复杂过程的话，就要用全力找出它的主要矛盾。捉住了这个主要矛盾，一切问题就迎刃而解了。"毛主席的哲学思想可以用来指导防治疾病的实践。我发现好多疾病都是矛盾重重的，捉不住它的主要矛盾，它就像狂躁的猛虎一样，很难驯服下来，可是一经抓主症，捉住了它的主要矛盾，它便又服服帖帖，一环松一环地缓下来了。

例如：在辨治高血压病人时，在十余年前，我总觉得千头万绪，不知从何抓起。因为它有实有虚，虚中有实，实中有虚；治虚碍实，治实碍虚等。可是近年来我通过审慎地观察，捉住了它的主症以后，就又好像纺纱工人一样，万缕千丝，丝丝都能入扣。我是这样来抓住高血压的主症的：把它分成虚、实二型。实证多为肝阳上亢，见有耳鸣者我就主用龙胆泻肝汤清泻肝火；见头痛、便秘者就主用泻青丸通肠散火；但见头重（昏涨）脚轻（无力）、睡眠不实的，就用平肝潜阳的天麻钩藤饮加减治之。虚证常为肾气之虚，有阴阳之别，阴虚主用滋补肝肾，如六味地黄类方（包括杞菊地黄丸、知柏地黄丸、归芍地黄丸、麦味地黄丸等）；阳虚水饮不化，则常用温阳化水，轻则苓桂术甘汤，重则配合真武汤同用。

再如，治疗泌尿系感染，看来事情亦不少，又是尿频，又是尿痛、不禁，又是腹痛、少腹胀满等。可是，在西医确诊为泌尿系感染的前提之下，只要认真抓起主症来，还是可以重点分为肾盂（输尿管）、膀胱、尿道三型。病在肾盂（输尿管）的主症抓腹痛为主，治疗主以济生肾气丸加减；病在膀胱的抓少腹急痛，尿频或不禁，治疗主用导赤散加味，有尿不禁者，大致是膀胱括约肌受了影响，再配合当归贝母苦参丸同用即可；至于排尿时疼痛，属尿道刺激征者，一般病位即在尿道，有少数是前列腺增生影响尿道，这在中医统称为淋证，治宜利水通淋，久有成法，八正散加味总不失为一个基础之方；顽固病例者可以加柴胡、五味子，据现代科学证实，此二味协同使用，可有效抑制泌尿系统的大肠杆菌，故泌尿系感染反复发作者均可加入使用。这样一抓，把西医辨病和我们的抓主症结合起来，即目标既明，决心更大，对提高疗效大有裨益。比过去讲的"五淋"不知要高明多少倍！

另外，在抓主症治疗疾病过程之中，还有一方多用的问题。比如：一个苇茎汤加味，就可以概治胸膜炎（大量胸水除外）、支气管扩张感染、肺结核空洞吐脓血以及肺脓肿等。一个大柴胡汤的加减，就几乎把所有的胆道疾患统统管起来了。不管胆囊炎、胆道感染还是胆石症等，基本上都用此方。不仅如此，有好多的急腹症、肠道结核、胃酸过多等，一经加减，即可取用。一个疏肝散结的主方，就可以概治乳腺增生、肋软骨炎，如再小事加减，则又能用来治疗甲亢及子宫肌瘤，使其症状得以控制。这样做，就把脏腑经络学说有力地推进一步，用现代科学知识武装起来，使之更加生气勃勃，生命无穷。

在抓主症时，另有一类疾病我是以抓西医的诊断为主的，实际上就是把西医的诊断作为主症来抓。

我用大承气汤加味治疗肠梗阻（有套叠、嵌顿者除外），用清咽解毒法治疗咽及扁桃体炎，以升阳散火法为主治疗颌关节炎，用温化寒湿法治疗妇科宫颈炎，用清燥湿热法治疗宫颈糜烂等，基本上都是这个思路。我治疗急慢性肾小球肾炎用的益肾汤，是我从山西的同志那里学来的，重点是活血化瘀和清热解毒的合剂。我也想把它纳入这一思路来走下去，并有希望把它发展到治疗多种链球菌的变态反应如：风湿病引起发热、关节炎、心肌炎、心包炎等。这项工作尚未能全面开展，但已有部分病例收到可喜的疗效。总之，路子是比较宽广的，只要我们认真地沿着马列主义认识论的道路走下去，是能走出一条新路子来的。前面有马列主义和毛主席的思想领路，方向明、决心大，只要我们努力去做，在医学科学上创新是完全可能的。

下面我就临床上如何应用"抓主症"治疗常见的呼吸和消化系统疾病，向大家作一汇报。

（一）呼吸道疾病

整个呼吸系统疾患我重点就抓了一个"痰"字作为主症。莫看呼吸系统疾患如此复杂，又是喘、又是咳嗽，又是这个炎、又是那个炎的，临证时把痰的问题抓出来，所有问题便都能丝丝入扣。

痰主要分有痰、无痰与白沫三种。从中医对痰的认识来看，痰是由水湿所化生，"得阳气煎熬则成痰，得阴气凝聚则成饮"。饮即稀水或凉粉样痰，属有痰之一种。这部分总体属于湿的一类，属有形之邪，以实证为主，治疗需重在燥湿除痰。无痰为肺燥，是肺津不足的表现，是虚证，治疗须润肺生津。比干咳无痰还要干燥的，即"肺痿"，肺痿的主症就是咳吐白沫，这个病最易与痰饮相混淆，因为它是无痰又有痰，有痰又不是痰，而且正好是痰的对立面（湿与燥）。临证时，病人姑妄言之说成是痰，大夫也就姑妄听之当作痰治。殊不知燥上加燥，正像火上添薪，含冤益疾，所以这个燥与湿一定得分明。

在分开燥与湿以后，还有类型可分。在燥类中，除干咳喘与吐白沫以外，还有咳痰少而不爽和吐腥臭脓血者，基本上都属于燥的类型。在湿痰方面，首分寒热二型。其中咳吐稀白痰液，量多而爽者则为寒痰蓄饮，治重温化，治寒痰常离不开燥湿除痰之药。痰之稀者为饮，治宜温散水饮。痰之热者基本上是以吐黄痰为主，见黄痰即宜清肺除痰为主。痰黄而少者应清肺重于除痰，痰黄而多者，应除痰重于清肺。现将呼吸系统常见病的主症主方总结如表1，可供对照。

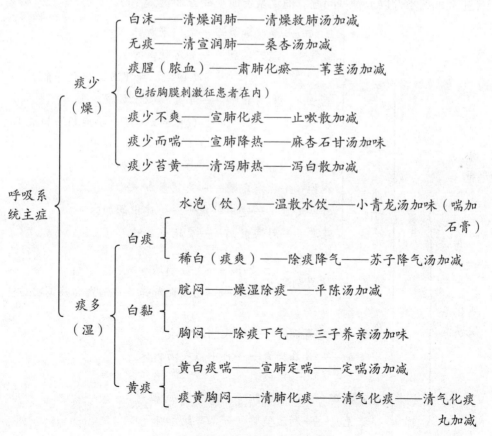

表1　呼吸系统抓主症方证对照表

（二）消化系统疾病

消化系统疾病首先分胃和肠，胃肠同是六腑，主通主降，故六腑多以不通不降为病。其次，肝胆之病，也同是与消化有关的，须并及之。再有中医以脾胃相表里，故消化系统病中之虚证，有以脾虚名之者；脾为五脏之一，主升、主运化，故消化系统之虚证又常按脾虚治之。这是消化系统病的大体情况。

消化系统疾病的主症如何抓？这首先要了解有关脏腑的功能及特点。如，胃主降、主纳，故见有嗳气、呕吐（包括泛酸）以及不饥纳少、胃脘胀闷、疼痛等症状，胃溃疡、胃炎、十二指肠炎、胃神经官能证、胃痉挛以及各种食道病等，基本上都属于胃病范畴。大肠主排除粪便，故凡便垢不爽、便脓血、里急后重、便燥结、下利稀水等，其中包括各种结肠病、阑尾炎、痢疾、肠梗阻等，基本上都属于大肠病的范畴。脾主升、主运，故一般泻利、腹痛肠鸣、便粗糙等，则多由脾虚引起。肝胆病，基本上是指西医学上的肝病脏病而言，包括了传染性肝炎、无黄疸型肝炎、慢性肝炎、早晚期肝硬化、胆囊炎、胆石症、胆道感染等。抓主症就离不开以上种种问题。消化系统抓主症方如表2。

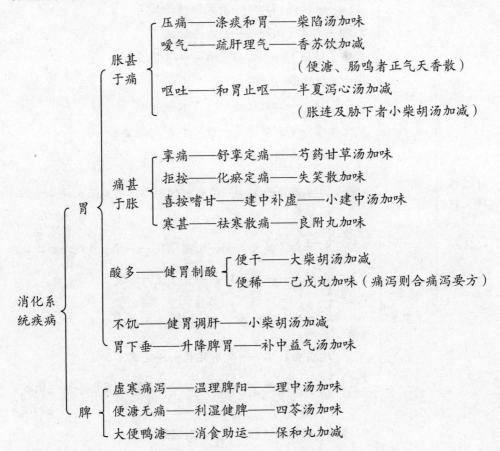

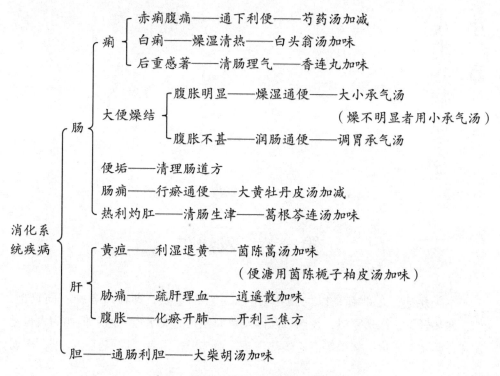

表 2　消化系统抓主症方证对照表

　　笔者孤陋寡闻，学识浅薄，关于中西医结合的问题，部分病才开了一点头，还有一些病尚待总结。抓主症的问题同样是部分疾病能抓上一点，有的疾病还尚待挖掘，仍抓不准。象对普遍认为难治的病症，如各种癌病、血液病、胶原病、心脏病等，我在治疗上还没有做到心中有数，有的抓到一点，有的根本一无所知。这对进行中西医结合和抓主症来说，都是比较困难的课题。另外，在常见病中也还有很多问题没有得到很好的解决。怎么办？我想不外乎如下二途。①多向西医及中医同志学习，努力提高治疗水平，争取中西医同志协作，共同把这个工作做好些。②继续发挥中西医固有的辨证、辨病特点与作用，继续总结临床实际的疗效，争取加速在认识疾病问题上的飞跃。争取有更多的病能用上西医辨病和抓主症来进行处理。

　　不当之处，请大家指正。

（《北京中医学院学报》，1980，第三期，34-38）

第一节　发热类

本类疾病，全部都是以发热为主，抓主症的重点，即在于各种不同热型；如：寒热轻重，往来寒热，夜热以及因发热而导致的失水亡阴等。但如病人自觉发热，甚至有心烦、掌烫等五心烦热现象，而体温正常者，则属其他类型，不属此例。

主症一　发热恶寒，鼻塞，咽痛明显

1.症状分析

（1）发热恶寒：风热邪毒，侵入人体，正气起而反抗，故而发热；其恶寒者，是因为邪毒伤人，虽可以从口鼻而入，但皮毛是卫外的屏障，且皮毛与肺"相合"，故邪毒侵入人体，必然引起皮毛腠理——人体卫外功能——卫气的反应，影响卫气对外界气候的适应能力，故而产生恶寒或恶风寒。

（2）鼻塞、咽痛：肺外合皮毛，开窍于鼻。皮毛受邪毒的侵扰，故最易见鼻塞；咽喉为肺之门户，皮毛受病，内使肺受影响，故波及咽喉，而致咽痛。特别是温热邪毒伤人以后，燥热伤津，内灼咽喉，最易发生咽喉干痛。此症常兼有咳嗽，此乃皮毛受邪，肺气被郁所致。脉数与鼻塞、咽痛类同，故不列为主症。

西医学称此类疾病为"上呼吸道感染"，一称"上感"，如一时感染者甚多，或发热甚高者，即为"流行性感冒"又叫作"流感"。据认为本病的发热恶寒，乃由细菌或病毒在上呼吸道引起感染，发生炎症反应，故而产生全身性的发热恶寒；其鼻塞与咽痛，乃因咽、鼻为细菌、病毒在上呼吸道感染的病灶所在，鼻黏膜发炎，故见鼻塞（分泌物排出，则为流涕）；咽部黏膜发炎，则发生咽痛。

2. 主要治法

清润解表。

本病属热邪导致，故清除热邪是第一要义。本法的"清"就是清热。温热的特点就是易于伤阴耗液，故"滋润生津"，又是治温热病的一大原则，或称"保津"。总的来说是需要顾全津液。"解表"，从一般概念上讲，就是发汗。一面讲顾全津液或保津，一面又说发汗，这两法并列，从表面上看，似乎矛盾相加，其实不然。中医讲发汗，有两种功能。一种叫辛凉发汗，这就是用药性偏于凉润的药，清散肌表，使津液充沛，腠理通畅，而又能使温热邪毒，通过出汗而散出体外，这种就是清润解表；另一种则是通过辛温药品，鼓动阳气，强迫气水蒸腾，汗液流散，即辛温发汗。这两种发汗散邪的方法，同是治病邪在卫在表，因势利导的治病方法，但前者是针对温热病的发汗方法，其治疗目标是热病；而后者则基本上是针对阴寒浊湿外束，卫气不能透达于表，失于湿润肌肤，濡泽毛发，因而产生的杂病而言，多数不属于热病，故而二法不可同日而语。但是，通过发汗，驱使肌表之邪外出，是作为病邪的一大出路，则是一致的，统称为"汗法"或称"解表法"。在热病中用解表散热的机会较多，特别是表不解、无汗或少汗的病人，往往热随汗泄，不但能退一般发热，有时还能退高热，这是祖先们给我们留下的宝贵经验，不但中医沿用了几千年，目前西医也在使用，例如，西医用阿司匹林发汗退热，就和我们中医的思路有相同的地方。

3. 主要用方

解毒清卫汤（自制）。

毒，是中医用以说明某些病原体的代名词，它和西医目前讲的病毒有原则性的区别。例如：中医说发热有热毒，化脓有脓毒，时疫有疫毒，某些过敏性疾患则为"风毒"，皮肤湿疹则又为"湿毒"等，这里的"毒"主要指的是因热而生毒，因毒而致鼻塞咽痛等症状而言，其实中间有病毒、有细菌，也可能是病毒、细菌以外的问题。解毒，就是要把这个致病因素解散掉。卫，是皮毛腠理的总称，一称为"表"，因温热之邪在表，故须清在表、在卫、在于皮毛腠理之间的热，因为肺与皮毛和卫有"相合"的关系，故而清卫又能清除由皮毛影响及肺（包括咽喉、鼻）的一部分症状。总之，解毒清卫就是清散在表在卫的热毒之邪，就是治疗"上感"发热的通用之法，但有"上感"的部分症状而无发热者，自当另当别论。

4. 主要用药

冬桑叶 10g，白菊花 10g，淡黄芩 10g，生石膏 30g（先下），山豆根 10g，鱼腥草 30g，竹叶 10g，活水芦根 30g。

5. 药物作用

本方主用桑叶、菊花清散在卫、在表、在皮毛腠理和在肺的风热之邪，寓润于清，寓润于散，因为桑叶本身就有发汗的作用，而它又是清热的，滋润的；菊花本身就是清散风热的，也是润而不燥的，并由于它有清头目的作用，故对本病中有时可见的头痛目昏，可同时得以祛除；黄芩清肺与上焦（包括皮毛腠理）之热，它苦而不燥，寒而不凝，无伤阴与留邪之弊；生石膏能解肌清热，寓透发于清热之中，它无汗能发，有汗能止，使皮毛之热波及肌肉者及肺热波及于胃者，得以一鼓而开散出之（石膏之解肌发汗作用，明·吴又可《瘟疫论》中言之甚详）。山豆根、鱼腥草均有清热与解毒作用，山豆根长于治咽喉疼痛、消咽炎，而鱼腥草则长于治疗气管炎，治由于"上感"而引起的咳嗽甚至肺炎。中医以肺与咽喉与鼻又同为一系，故此二药乃可作为消除"上感"症状之主将。根据前人经验，治"上感"症状多用银花、连翘，取其清热解毒，而笔者实践发现重用鱼腥草、山豆根到30g，其作用远较银花、连翘为佳，故本方乃郑重选入之。竹叶清心肺与上焦之热；芦根润肺生津，且甘寒能去肺热。本方实兼有古方银翘散、桑菊饮二者之长，治上呼吸道感染所致的全身发热，优于银翘散，消上呼吸道感染之肺系症状，优于桑菊饮。千虑之得，谨以公诸来学。

6. 加减法

（1）无汗，加苏薄荷3g，取其轻清凉透，且能清头目，愈头痛目昏，有发汗祛邪，使温热毒邪，从皮毛而散的作用。

（2）便燥，加生大黄6g，使肠道通调，不致因便结而使表邪入里，致成表里互结或因便结而留邪不去，发热滞留不退。

（3）鼻塞流浊，头痛额痛，目眶疼痛者，加鹅不食草30g，以治鼻渊。

（4）恶风寒明显者，加荆芥穗9g，以理血散风，去在卫、在表之风邪。

（5）身痛无汗，可更加紫苏叶9g，以理气发汗。

（6）咳嗽明显者，加苦杏仁10g，以润肺止咳，宣降肺气。

7. 鉴别诊治

本病与风寒在表，同可以有恶风寒之症。惟本症之恶风寒，必然同时伴有发热及咽痛，且热重寒轻，或寒热并重；而风寒在表，则基本是热轻寒重，或毫无发热而但觉恶寒，虽可见有鼻塞，但咽喉干痛者极为少见，二症不可不辨。余在农村工作时，曾见过一壮年男性病人，因风热在表，引起咳嗽胸痛，一位刚出师门的年轻中医误以为其是伤于寒邪，投用麻、桂、柴胡等药，终至辛温动血，致吐衄不止，死于非命。于此，最宜留意。

主症二　寒热往来，鼻塞咽痛者

1. 症状分析

（1）寒热往来：是指症状中出现阵寒阵热，多先寒后热，寒时可发生战栗，衣被无温，继而发热，又是如临蒸灼，热后多出阵汗，然后又寒热迭作，循环无端。这种现象，中医古谓邪在少阳，属表里、寒热交界之地，又谓之"枢"，或称半表半里。意指病邪在表为寒，入里为热，其在半表半里，则为寒热交争之境，病邪出表则为寒，入里则热作，汗出则热解。一说谓邪正交争，邪胜则作阵寒，正胜则作阵热，邪正休战则汗出，再战则寒热又作。如此解释，似近情理，但究竟缺乏数据，不能达到科学高度。西医把这种寒热往来现象，同样认为是炎症导致的全身反应，但为什么前面的"上呼吸道感染"的炎症反应，表现为发热恶寒，而本症同属炎症反应，则是往来寒热？其间病理机制至今亦未能表达清楚。不过从临床所见，一般化脓性疾患、急性传染病，其所出现的全身症状常为寒热往来，而一般炎症，则以发热恶寒的症状表现为多。这又远非定论，个中底理，只有留待科学进步来解决。

（2）鼻塞、咽痛：大意同前，可能病灶炎症较重，或有化脓趋势。

2. 主要治法

两解寒热。

两解寒热过去有人称为"和解法"，一称"和法"。和解法的意思是：病中寒热、表里、邪正在相争，故出现阵寒阵热，用和解法就是使它们和平共处，解决纠纷。我认为这样的提法不恰当，因为寒热、表里、邪正等都是病邪侵入人体以后的反应，与病邪不能和解，或以邪胜正，病转恶化；或正胜邪却，而后病退人安，岂有与病邪"讲和"之理。即以寒热而论，它们都是病邪毒害，只有驱之使去，断无和解之余地。表里则是部位，和则可矣，一般说腠理通达、营卫调畅，这就可以叫"和"。可是，表里之间的关系，解到最后，表还是表，里还是里，解到哪里去呢？没有必要，也不可能嘛！邪去则正安，事实也是如此。古云和解剂以小柴胡汤为主，小柴胡用生姜、半夏，温以去寒，柴胡、黄芩凉以退热，其他参、甘、大枣，则在外感热病初起之时，正气不虚或者虽虚未甚，则根本没有用补之必要，若滥用之，反有助寇留邪之弊。故我治疗外感热病时，一般是避免使用补药的。基于以上种种理由，我就决然把柴胡剂包括其变方在内，统一称为两解寒热法。病非热病，症不见寒热者自当例外。

3. 主要用方

小柴胡汤加减。

小柴胡汤，最早见于东汉张仲景所著的《伤寒论》一书，如果《金匮要略》在前，则《金匮要略》记载的小柴胡汤应早于《伤寒论》。我不认为《伤寒》《金匮》同为一人手笔，另文已有论述。古籍用小柴胡汤的地方很多，有用于治热病，但更多是用治杂病。汉代医学，特别是张仲景的著作东传日本以后，日本人对柴胡汤的使用、发展尤多。据学者统计，20世纪30年代，日本人使用柴胡剂治过270余种疾病，盖取《伤寒论》"但见一症便是，不必悉具"之遗意。我用小柴胡汤是治热病，而且是治有"上感"症状的外感热病，故而就必须经过加减后才能用，减是减去不必要的，而且对外感热病有妨碍之药，如参、草、枣等；加是加的增加能清退温热及解毒之药，如石膏、山豆根、鱼腥草等，如此而已，岂有它哉！

4. 主要用药

北柴胡10g，法半夏10g，淡黄芩12g，生石膏30g（先下），山豆根10g，鱼腥草30g，生姜6g。

5. 药物作用

本方用柴胡、黄芩能清散阵作之寒热。柴胡品种繁多，一般南柴胡用其茎叶，其性偏温，可用于升散；而北柴胡则是用其根，其性偏于凉润，多用于退热，至于疏肝理气，则南北柴胡共有此用。在我国习惯黄河以南所用柴胡多为南柴胡，黄河以北用的柴胡多为北柴胡，我意处方时南、北分开为宜。黄芩亦有二种：大者名枯芩，一般清热退邪热用之；小者名条芩，则长于消肠炎痢疾，有条件的地方最好也分开用。半夏、生姜温以去寒，用除阵作之寒。生石膏解肌清热，助柴、芩去热；山豆根、鱼腥草解毒消炎，清退邪热，以治鼻塞与咽痛。

6. 加减法

（1）如大便燥结，逾二日以上未通者，须加生大黄6g，以通肠泻热，这是给热邪的另一条出路，发热而大便燥结者，必须先通大便，其热始退（其他如失眠、高血压、诸痛、狂乱诸症亦然，凡见大便不通，当先通大便，而后理其余）。

（2）脘闷、苔腻者，加香青蒿15g，苏薄荷3g，以清散湿热，化浊扬清。

（3）虚人外感，则加入人参6g，生甘草10g，以扶正祛邪。

7. 鉴别诊治

（1）本病与温热夹湿病中的寒热往来，和疟疾发作时的寒热往来，大有相似之处。惟温热夹温之寒热往来，其人多有身体重痛，胸脘痞结，这是由于湿阻气机，气血流通不利所造成，而本病则为上呼吸道炎症引起的鼻塞、咽痛。

（2）疟疾亦有先寒后热，汗出热解，但疟疾病发作有一定规律，或连日，或间日，或三日一发，每发寒热只有一次，定时发作，汗出即解，不会一天多次发作，循环往复，中间间歇很短。

（3）秋邪发热，实即温热夹湿，湿热交争之候，亦可见于疟疾早期，寒热尚未分清之时。不过此种现象常为过渡阶段，稍待时日，即将发生"从化"。

主症三　寒热往来，身重痛，脘闷者

1. 症状分析

（1）寒热往来：前症言寒热交争，而出现寒热往来之症状，这是寒和热、表和里之间的抗争，也可以把它们说成是邪和正之间的抗争。而本病之寒热往来症状，则与前并不一致。因中医辨证，首分阴阳，而阴阳之中，又以热、实、表为阳，而寒、虚、里则为阴证。热为阳，则寒、湿均为阴证。前证的寒热往来，是寒与热的交争，亦即阴和阳的交争，而这里的寒热往来，属于阳的热则犹是，但属于阴的寒、湿则不同。前症的寒热交争，其兼见症状不过是鼻塞、咽痛，这是由热郁于内、蒸灼咽喉与鼻而造成的。而本病则不然，它的兼见症状是：身重痛而脘闷，这就与前症有原则的区别，绝非寒热交争所可解释。

（2）身重痛：身重是湿困肌肉的特征。肌肉为脾胃所主，阴邪伤人，其病属脾；阳邪伤人，则其病属胃，今湿为阴邪，故其伤人乃伤的病人之脾。脾恶湿，又主运化水湿，故湿浊停留在体内，常与脾的运化功能不健有关，脾的运化功能不健，再加上病人内有饮食水谷之湿，外受时令或雨水等湿浊所侵犯，故而湿浊侵入体内，首先伤害的常常是由皮毛直入肌肉，因肌肉即是为脾所主，湿入肌肉，则反映其重浊之本性，而身重成矣。至身痛者，乃因湿本阴邪，它阻遏阳气，使营卫、气血，失其畅流，不通则痛，故而身见疼痛。

（3）脘闷：脘即胃脘。湿邪阻塞气机，常见气机不能舒展而生胃脘胀闷，特别是湿热相兼，热邪蒸湿生痰时，胃脘部胀闷尤甚，今病属湿邪与温热交争，热蒸湿则其闷愈甚，故此症乃有别于寒者。

2. 主要治法

燥湿清热。

湿热交争之湿，属阴邪湿浊，这种湿浊，它没有与热相融合，故而才能引起抗争，为此，它属于温热夹湿范畴，与水乳交融、如油入面之湿热病尚有差距。故治疗时必须既用清热，又须燥湿；清热要不影响或加重湿邪，燥湿要不使火热

助阳。这样，就必须用苦寒药物为主，使苦能燥湿，寒能去热，一鼓而使湿邪与热同时俱去。

3. 主要用方

蒿芩清胆汤加减。

本方系温胆汤的加减法。古以寒热往来之热型悉纳入"少阳证"之畴，故此间"清胆"即有清解少阳胆热之意。温胆汤中又以二陈汤为主，是以除痰为基础的，这是因为痰湿同源，痰为温热蒸湿所化之故。温胆汤除痰理气则有之，其清热燥湿则不足，故须增加成为蒿芩清胆汤为主，始能清热而同时燥湿。

4. 主要用药

青蒿 15g，淡黄芩 15g，法半夏 10g，广陈皮 10g，竹茹 12g，云茯苓 15g，真青黛 6g（包），飞滑石 15g（包），佩兰 15g，川草果 6g，肥知母 10g，江枳实 10g。

5. 药物作用

本方用青蒿、佩兰，取其芳香以清热化湿；知母、黄芩清热而兼能燥湿；半夏、草果燥湿而又能去痰；陈皮、枳实行气以除痰湿；滑石、茯苓清利湿热；青黛清热解毒且有化湿之功；竹茹清化痰热，兼能和胃而除胀闷。

6. 加减法

痰湿蒙蔽灵窍而见昏沉嗜睡者，加紫雪丹 5g（冲服），石菖蒲 10g，以祛湿清热，豁痰开窍。

7. 鉴别诊治

（1）本病与前之寒热交争，同有寒热往来为主的症状，辨治方法，已详前症。

（2）惟本病严重时，可见昏睡不醒，应与热陷神昏相鉴别，热陷神昏，其病多在营、血之热，必舌红少苔，口舌干燥，而本病则为痰湿内甚，蒙蔽心窍，其舌多不红，而苔重灰腻。

（3）又南方有一种疟疾，发作定时，每发则昏睡如死，发热甚高，过后则热退身凉，自行更转，服本方同样有效。但服药法是：发作前半小时服第一煎，热退后服第二煎。与其他疾病服药时间不同。

主症四　暮热早凉，舌红少苔

1. 症状分析

（1）暮热早凉：中医用阴阳来区分一天的时间，则白昼属阳，夜晚属阴；晚间阴气盛，若病人素体阴虚，复感受阳热邪毒，或有温热久延，损耗阴液，造成热不去而阴更虚，遂使于夜晚阴气深沉的时刻，体阴不能与之相适应而发热。西医重指标，数据论病者多，对阴阳气化之间的机制，言之甚少，尚未发现有对夜热的研究报道，故难妄置议论。

（2）舌红少苔：病在卫、气，察舌苔；热在营、血，辨舌质。这是舌象在外感热病中的一般规律。今舌少苔，知病的重点不在卫、气；舌质红，知其热已入于营、血。所谓热入营、血，乃阴虚血热之征，与暮热早凉的热型，交相互证为阴虚之证。

2. 主要治法

养阴清热。

人体之阴，更具体地说，就是水液（津）与血，而中医认为津与血又是同源的，津血（阴）虚则阳必相对而亢盛，阳邪亢盛则热作，故有"阴虚则内热"之说。一般阴虚内热包括手足心烫与心烦在内的"五心烦热"，它可以体温正常，但在阳热亢盛到一定程度，如细菌、病毒引起的发热，则体温便上升（低热或高热），这就属于"热病"的范畴。治疗就须养阴清热，或清热重于养阴，或养阴重于清热，到温热清退，阴液（津血）恢复，便是阴阳交泰，邪退正安之时。

3. 主要用方

青蒿鳖甲汤加减。

本方是清代温病大家吴鞠通推崇的名方之一，他用以治暮热早凉及"少阴疟偏于热重"诸症。笔者师其意旨，加重了清肝凉血、育阴退热的药力，故而其效用似较原方为进，无论其为热后阴伤，抑或者为阴伤液涸，作用均甚好。

4. 主要用药

青蒿 15g，炙鳖甲 30g（先下），肥知母 12g，粉丹皮 12g，天花粉 30g，明天冬 12g，制首乌 30g，干生地 15g。

5. 药物作用

青蒿芳化湿浊而又能养阴退热，治阴虚夹湿的发热最为相宜；鳖甲滋阴破结，同时能退阴虚之热；知母清热燥湿而又能坚阴；丹皮退血中伏热，对邪热入营尤为相宜；生地、花粉凉血活瘀，并能益阴生津；天冬、首乌清肝热并能润肠滋燥。

6.加减法

如病系阴疟（即发于夜晚之疟疾），即于此方中加入土牛膝兜（即鲜牛膝草的节，择其肥大者为宜）7~9枚，取其入血滋阴，且能清退阴热；川草果6g，以除痰截疟（服药法：发疟前半小时服第1煎，热退后汗出时服第2煎）。

7.鉴别诊治

（1）本病须与湿热病的午后身热及肠实不便的日晡潮热相区别：因湿热病的午后热甚，是从午后即开始发热加重，重点在申、酉、戌三个时辰，约傍晚至午夜，是湿热的高峰，此热既不伤阴，也不耗血，故其舌质多不红而反淡，治宜清热化湿，与本病之舌红少苔，由阴伤血热引起的不同。

（2）肠实不便，则其主症为大便不通，可见腹胀拒按等症，其舌苔多见厚腻而黄，治宜通肠利便，与本病之少苔则截然不同。

主症五 温热亡阴，全身脱水

1.症状分析

本病多见于温热久羁，长期高热，灼伤津血，或即为湿热伤人，由于病人体质属于阳热，遂使阴邪化阳，湿去化燥，同样耗津伤血，致成阴伤液涸，失水亡阴之症。其症最易同时出现：肢体干瘦，舌红干萎，鼻门积垢如烟煤，齿牙上部结瓣如黄酱，昏沉嗜睡，呢喃呓语等。

一般某一脏或某一腑的津液损伤，叫作伤津，如肺津伤、胃津伤、大肠津伤，"脾约"（脾津伤而致的习惯性便秘）等，都是偏于一隅，与全身的关系不大，而本病则是全身水液伤亡，无论哪一脏腑，都出现水液伤亡之象，故而这不叫伤津，而叫亡阴失水。一般某一脏腑的津液损伤，其责在某脏某腑，而全身的亡阴失水，则非某一脏腑之过，而其病则在先天之肾。因肾主水，司一身气水互化之源，肾水充则全身之水乃充，肾水涸则五脏之水皆涸，此治全身失水之第一要义，不但热病后期见之，即杂病中亦屡见不鲜，特别在鼓胀病（肝腹水后期）、诸癌肿晚期，常见水不化气，气不布津之全身脱水，与此类同，虽不能治愈其病，但临时水复神清，常能收到一定的效果。

2.主要治法

滋阴潜阳。

滋阴即滋补肾阴，因本病五液（五脏六腑之津液）告竭，全身失水，已形成"亡阴"之危重局面。此时，若但补助某一脏或某一腑之津液，则犹如杯水车薪，无济于事，故必须滋补肾。肾为先天之本，是人身最根本的水源，补肾阴则全身的水液，均可因之而来复。其潜阳者，则是在滋阴的基础上加用介类等动物药（一称血肉有情之品），用这类药一方面要求它能补阴生水，另一方面要在补阴的基础上使因于阴液之损而浮游于上的无根失守之虚火潜降而归纳于肾，使藏于肾的真水真火、真阳真阴和调既济，而恢复其正常的气化作用。西医无滋阴与潜阳之方法，但遇见到高热损耗人体的水液时，西医则从静脉里滴注进去等渗盐水或葡萄糖盐水，这样，对人体水液的恢复和使体温下降能起到很好的作用。这个道理和中医所讲的"津血同源"基本一致，和我们的滋阴壮水也有共同之处，但我们的潜阳作用似乎又胜一筹。因西医对此道似尚欠讲求。

3. 主要用方

三甲复脉汤加减。

本方出自清代吴鞠通氏的《温病条辨》，它用龟、鳖、牡蛎等三甲潜阳，取加减复脉汤滋阴补液，共成滋阴潜阳之功。特别是方中的龟、鳖、牡蛎等介类药，除滋阴潜阳的作用以外，又都是具有软坚散结，消磨肿块，荡除积证的功效，故目前笔者在临床用之较多。

4. 主要用药

生牡蛎 30g（先下），鳖甲 30g（先下），龟甲 30g（先下），干生地 15g，真阿胶 10g（烊化），生白芍 15g，大麦冬 12g，火麻仁 10g，生甘草 10g。

5. 药物作用

本方用牡蛎滋阴，并能软坚散结；鳖甲滋阴，又能退热除蒸；龟甲补益阴精，且能填髓生水；三药协同，共奏潜阳壮水之功。生地、白芍、阿胶均为养血之品，津血同源，养血即所以养津；麻仁、麦冬、生甘草，同为生津滋液之药，滋液生津即所以生血，故宜用于治疗全身津血匮乏，亡阴脱水之证。

6. 加减法

前证而手足瘛疭抽搐，属于虚风内动者，加五味子 10g，鲜鸡子黄 2 枚（搅碎分 2 次，药汁冲服），成为大定风珠（方名），治疗肝肾阴虚而致的虚风屡效。

7. 鉴别诊治

（1）本病失水，口舌干燥，与大肠燥粪，吸灼真阴，与无水舟停之阳明、少阴腑实证有相似之处。一般阳明、少阴之腑实证，因有燥粪内停，故常见腹部结滞，脐旁按之有块梗阻，舌苔黄厚干燥等见症，治当通肠利便，与本病之口舌干燥无苔、干缩如茧状者自是不同。

（2）本病常见之神昏嗜睡，当与痰火扰心之烦躁不眠或痰迷心窍之昏沉无欲相鉴别。痰火扰心，治须去痰降火，痰迷心窍，则治疗应从豁痰开窍入手，与本症的滋阴潜阳，有原则性的不同。

主症六　风劳发热（或长期低热），咽痛红肿，血沉快

1. 症状分析

（1）风劳发热（即今风湿热），因长期低热，久治无功，故称风劳。

（2）咽痛红肿：是细菌、病毒感染的病灶所在，而风湿热则是感染溶血性链球菌后的变态反应性疾病的一种。

（3）血沉快：是风湿热的重要诊断依据之一。

2. 主要治法

理血解毒。

本病发展迅疾，符合中医"风邪数变"的条件，中医古有"治风先治血，血行风自灭"的明训。故本法以理血、活血为主；解毒即清热解毒，实质上就是消炎，因本病之病灶在咽，常有咽炎的见症，故须应用清热解毒，且有清咽作用的药物为主。

3. 主要用方

理血解毒方（自拟方）。

本方主要取法于古方桃红四物汤，这是理血、活血的主方；解毒则是根据笔者积累的经验所得，主要应用清咽解毒的药物，消除以咽炎为主，及其他如关节炎、肾炎等众多的炎症性疾病。本方部分取法于山西省中医研究院的"益肾汤"，以其为基础，因本病与"风水肾炎"同样是溶血性链球菌进入人体以后的变态反应性疾病。《金匮要略》言"风湿"与"风水"，有"异病同源"之处，故笔者乃沿用之，并收到较为理想的效果。

4. 主要用药

赤芍 30g，当归 15g，川芎 15g，桃仁 12g，红花 9g，茺蔚子 30g，泽兰 15g，蒲公英 30g，地丁 30g，鱼腥草 30g，山豆根 10g（广豆根即南豆根，有毒，易致涌吐，如用只宜小量，不能超过 10g），白茅根 30g，土茯苓 30g。

5. 药物作用

赤芍、当归、川芎，行血活血，以去"数变"之风；桃仁、红花行瘀破血；

茺蔚子、泽兰，行血消水；蒲公英、地丁清热解毒以消炎肿；鱼腥草、山豆根，清肺利咽，以除咽痛；白茅根凉血祛瘀利尿；土茯苓解毒治疮肿。

6. 加减法

低热久不能退，加上肉桂 1g，作为"反佐"药以引火归原；自汗盗汗，加黄芪 30g，乌梢蛇 30g，以固表消风。

7. 鉴别诊治

结核虚痨，亦有经久发热与血沉加快之症，治宜"抗结核"或滋阴退热，非本方适应证。

第二节　咳喘类

这类疾病，全都以咳喘（即咳嗽而同时兼喘）或咳嗽（单纯的咳嗽不兼喘），喘（单一的喘而不兼咳嗽），哮（喘而喉间呼吸有声）等。这类疾病，古来把喘、哮、咳嗽分得很清楚，每一个症状都分列章节叙述，而笔者根据五十年来的临床经验，却认为其三者中联系不少，水乳交融的很多。如，以咳嗽而兼喘，以喘而兼咳嗽；先咳嗽而后加喘，先喘而后加咳嗽；喘而后兼哮，但有哮而不兼喘者。如此种种，若强行分割，必致目无全牛，故笔者乃从上列主症中抓出其重点环节，即能以一点而牵动全盘的重点症状，从中再仔细分离，成为本章以咳喘为病的分类。

咳喘类疾病抓重点的关键，就在一个"痰"字。例如：痰多、痰少；痰稀、痰稠、吐白沫、水泡痰（包括水样痰）；吐痰爽利、咯痰不爽；脓痰、血痰、腥臭痰；黄痰、白痰、块痰等。抓住"痰"的关键，则诸般咳喘类疾病的诊断和治疗，基本上便可以迎刃而解。

主症一　干咳无痰，咽痒咳剧

1. 症状分析

干咳无痰，亦称燥咳，本病之成，良由肺津不足，不足以润泽肺体，遂致水不制火，火热内生，重灼肺体，肺不宁而发咳。咳即肺排除异物的反应，今症为干咳，则无异物可排除，故咽愈痒而咳愈剧，咳剧则气喘随之。咳喘既久，则可影响肺泡与支气管的弹性作用与张缩功能，发展成西医学所云之"肺气肿"与"支气管扩张"，终至心力受损、肝脏郁血等而形成行动气短、肢体浮肿等"心衰"

后果，导致丧失劳动力或危及生命。此不独干咳无痰为然，即诸般咳喘，同可臻此，故咳喘之初，虽非大病，但延之既久，亦可成为"痼疾"，中西医为之束手，附论于此，以资警惕。

2. 主要治法

润肺宁咳。

润肺者是使肺得滋润。肺恶燥，喜润泽，肺干燥失润，故生干咳，今欲治干咳，必先润肺，肺得滋润，则火热不能内生，肺气得以自降，肺气降则咳喘平，咳喘平则肺得宁静矣。故本治法称为润肺宁咳。

西医无润肺之说，所用治法，多系镇咳祛痰，个中消息，常用咳嗽神经反射等进行解释，与中医所论，目前尚难统一。

3. 主要用方

桑杏汤加减。

本方出自清吴鞠通氏的《温病条辨》，是他用以治疗秋燥发咳的主要方剂，不过燥咳之成，并不限于深秋燥气司令的季节，四时八节，皆可有之，故笔者通过长期临床实践，对该方进行了适当加减，用于治疗内伤、外感、四时可见之因肺津不足而引起的干咳无痰，疗效非常满意。

4. 主要用药

冬桑叶 10g，桑白皮 15g，甜杏仁 10g，象贝母 10g，黛蛤散 15g（包），瓜蒌皮 10g，枇杷叶 10g，活水芦根 30g。

5. 药物作用

本方用桑叶、枇杷叶宣肺而兼能清润，因肺气主降，不降即病咳喘；而肺气之降，又端赖于宣，因肺气宣即能外达于皮毛，使内外畅通，表里一气。若肺气不宣，不向外通达于皮毛，则肺气被郁闭于内而不降，肺气不降则咳喘乃作。甜杏仁、象贝母、瓜蒌皮、芦根均有润肺生津之用，桑白皮、青黛能清降肺热，使肺热得退而阳不过升，蛤粉生津润肺而又能镇咳宁肺。

6. 加减法

（1）肺热甚者加淡黄芩 10g，以清上焦而降肺热；病初起有上感症状者，加鱼腥草 30g，以清肺系而解温毒。

（2）如发热明显，即于本方内加生石膏 30g（先下），以清肺胃，肌肉与皮毛之热，并能保津润肺。

7. 鉴别诊治

本病与咯痰不爽必须有所区别,咯痰不爽,是肺内有痰,但因兼有燥象,故咳之难出,必连声咳嗽,其痰始出,此病宜宣肺以助排痰,痰爽则咳减;而本病则基本上没有痰,虽咽痒咳剧而无痰排出,前者是燥湿相兼为病,而后者则纯属肺燥不润,自是不同。

主症二 咳吐白痰,少而难出

1. 症状分析

痰由湿生,但痰少并非全由湿甚所致,再加上咳疾难出,则更非湿象而兼有肺燥。痰如纯属由水湿在肺,则肺多水湿,气管必润泽,而痰出必爽,今所以咳痰不爽,则因虽有脾湿所生之痰,而肺又有燥象,乃燥湿相兼之证,不能与无痰之燥、与痰多咳爽之湿相提并论,本病是介于肺燥与肺湿之间者。

西医亦知用排痰治痰出不爽,但不分燥与湿,对此析理较少,似为缺陷。

2. 主要治法

宣肺排痰。

本法之宣肺,是肺得外宣而气降,肺气降则咳喘停。惟肺部有痰,则肺不得降,咳亦难停,故必排痰以使肺气降而宁肺。排痰,本非中医用语,中医则称除痰,但除痰的定义较为广泛,如无形之痰,见有胸闷、心烦不寐等症,或痰迷心窍之神识昏糊等症,治法亦常用除痰,实则无痰可除,但除痰的治法,亦颇收效益。本治法之排痰,是因咳痰不爽,而使排痰爽利,痰出爽则咳嗽自减,是视之可见,听之可闻,是有形有色之排出于外之痰,故余乃借用西医之排痰说,使之更形象化。

3. 主要用方

止嗽散加减。

止嗽散是清代程钟龄氏在《医学心悟》上所出的一张方子,他很推崇此方,曾以此方"普送",用治咳嗽。笔者非常崇拜程钟龄的论病清楚、言法精当,但对其称本方善治咳嗽之论,有所异词。本方中的紫菀有很好的助排痰作用,有利于治利排痰不爽者,但对干咳无痰可排,或痰多甚爽者则又无须用其帮助排痰,"普送"之举,未免失之过当。故根据原方,小事加减,用于治咳痰不爽,不论新久,凡咳痰由不爽至爽利者,咳嗽均有不同程度的减轻,有的甚至即愈,此即西医所认为之气管内有异物,则神经反射至咽喉使咽痒而作咳,而痰出以后则神经信号不再反射至咽喉，咽喉不作痒，则咳嗽自止。

4. 主要用药

苦桔梗 10g，生甘草 10g，化橘红 10g，紫菀 10g，款冬花 10g，瓜蒌皮 10g，枇杷叶 10g，苦杏仁 10g。

5. 药物作用

本方用桔梗、紫菀，开肺气而帮助排痰，凡痰少咳吐不爽的咳嗽，余皆以此二味为主药。瓜蒌皮、生甘草、枇杷叶、杏仁，润肺而又能宣通肺气，使肺气能达于皮毛；橘红除痰以通肺气，使肺气得降，而除咳喘；款冬花降肺气而能宁喘咳。

6. 加减法

（1）病属外感初期，须加冬桑叶 10g，白菊花 10g，以清散风热，去表邪。

（2）咽痒甚者，加牛蒡子 12g，以清散风热，利咽喉。

7. 鉴别诊治

本病的咯痰不爽，是湿痰因肺燥而难出，属肺燥脾湿相兼为病；与干咳无痰之纯属肺燥者，必须生津润肺之型不同；与咳痰甚爽者，重于脾湿，治宜燥湿除痰，也有原则的不同，必须分辨。

主症三　喘哮少痰，苔白而少

1. 症状分析

（1）喘哮少痰：喘而喉间有哮鸣音者曰哮，故哮必兼喘，而喘哮或哮喘，乃喘病中之较重者，发作时常不能平卧。此症如出现在小儿，有称"马脾风"者，病亦类此。其喉间虽呼吸时有痰声，但咳吐痰量则不多（并非无痰），这种情况多由肺热内壅，上攻咽喉所致，咽喉气阻故呼吸时发生声响。

（2）苔白而少：本病一般病起不久，邪气未深，故苔白薄而痰少。

2. 主要治法

宣降肺热。

肺部热壅，必须降肺，但肺热之降，不能单靠清泻，必须同时用宣，宣者散也，即宣散肺气，使外通于皮毛，皮毛腠理开泄，则肺气舒展而热得外泄。热外泄则不壅于肺，热不内壅则肺气自降，而咽喉的压力自减，哮鸣音自退，气喘亦自平。

3. 主要用方

麻杏甘石汤加味。

本方系出自东汉名医张仲景所著的《伤寒论》中，用治"汗出而喘，无大热"的患者，历代沿用颇多，特别是近人报道用治肺炎者甚众。笔者通过临床长期使用，将原方作了调整，加进去一些药味，古方新用，疗效满意。

4. 主要用药

麻黄 9g，苦杏仁 10g，生石膏 30g（先下），生甘草 10g，桑白皮 30g，葶苈子 10g。

5. 药物作用

本方用麻黄、杏仁宣肺降肺，宣肺使肺气外达于皮毛，肺热外泄于皮毛，降肺使热降而平喘咳；生石膏解肌清热，使热降气平而止喘哮；生甘草润肺保津，且能解温热之毒；桑白皮清泻肺热而降肺平喘；葶苈子泻肺除壅，使肺气通于三焦，下行而不上逆。

6. 加减法

（1）外感症状未罢，加鱼腥草 30g，山豆根 10g，以清热解毒。

（2）如来迅退速，发作频繁者，则为过敏性哮喘，中医称作"风邪数变"，则须加蝉蜕 10g，白僵蚕 10g，全蝎 6g，地龙 15g，以定风舒挛。

7. 鉴别诊治

（1）本病与白喉（一称白缠喉，是传染病的一种，新中国成立后，国家加强了防治，现已少见），同有喘而喉间痰鸣之症，惟白喉初起，扁桃体部即起有白点，向内延展，可使语音不出，向外延伸则可见咽周及蒂丁（悬雍垂）部出现白色蒂膜，拭之不去，重拭则流血。一般忌用表散发汗，多宜养阴清肺，与本病之须用宣肺发表，治法截然不同。

（2）少痰不同于无痰，无痰须用润肺，在无痰之中，亦有喘而哮鸣，治法类同。

（3）少痰更不同于多痰，多痰甚至咳吐水样痰，水泡样痰者，亦可见有哮鸣，甚至倚息不能平卧，治须蠲除痰饮，而后始能使肺气通调，喘逆哮鸣不作，临床宜谨慎区辨。

主症四　喘息苔黄，痰黄而少

1. 症状分析

（1）喘息是肺气上逆，升多降少之征，特别在肺热的情况下见之尤多，因阳主升，热属阳，阳甚则升多而降少，故见喘息，或称"上气"或气喘，甚者则见哮鸣。

（2）苔黄是热盛于里的象征；痰黄乃肺部有热；痰黄而少，是肺热蒸灼，津液被耗所致。此症甚者亦可见有哮鸣，治法类同。

2. 主要治法

泻肺降热。

泻肺者，使肺气下泻，归入于三焦气道（三焦是元气之所终始，故乃人身气行之通道），降入中、下二焦（中焦脾是转运气的枢纽，下焦肾是受纳气的本元），则喘逆乃平；降肺者，是降肺之热，肺热降则阳不亢奋，肺气不致过分升腾，而肺气自降，喘息自平；肺热既降，则苔黄、痰黄等热象均可因之而去。

3. 主要用方

泻白散加减。

本方出自宋代钱乙所著《小儿药证直诀》，原方用治肺热咳嗽，甚则气喘，皮肤蒸热……笔者在泻白散基础上加减，用于治疗因肺热而引起的咳喘，有很好的疗效。治成年人因于肺热而引起的咳喘，效果亦佳。

"泻白"的定义，实际上就是泻肺热，旧说以肺在"五行"学说中是属西方之金，其色白，故以泻白为泻肺。

4. 主要用药

桑白皮 15g，地骨皮 15g，淡黄芩 12g，枇杷叶 10g，知母 10g，芦根 30g，葶苈子 10g。

5. 药物作用

本方用桑白皮、黄芩清泻肺热；地骨皮清退阳热而引起耗阴之热；枇杷叶宣透肺热，而又能润肺燥而使肺津敷布；芦根润肺而存津液；知母清热燥湿而又能坚阴；葶苈子泻肺经之热与水液，使之归入三焦而下入膀胱（三焦又为全身的水道，古又称之为"决渎之官"）。气水与热，下行通畅，则热不上升，而肺气得降，喘咳自平。

6. 加减法

（1）外感有鼻塞咽痛等"上感"症状者，加山豆根 10g，鱼腥草 30g，以消炎解毒。

（2）全身热甚者，加生石膏 30g（先下），以解肌清热，清肺胃，保津液。

7. 鉴别诊治

本病与前病喘哮少痰，苔白而少，同有咳喘，同样也可以见喉间哮鸣音。前症的肺热咳喘，是由于肺气失宣，肺卫郁热而致，故其热重在表、在卫，未尽入肺，其苔少、痰少不黄，故治宜重于从表散邪；本病热重点在肺，肺为五脏之一，以里热为主，故治宜清泻里热，以此为别。

西医认为此等病患，除有过敏因素而致的喘息以外，甚有可能被细菌、病毒感染而成为肺炎，故须及时经由 X 线透视或拍胸片以确诊，以免贻误病机，致生变故。救死扶伤，是医务人员的天职，故不论其为东医、西医，汉医与民族医等，都必须以患者为重，以患者的生命为重，慎勿以个人好恶而影响病人及其疗效，更应对病人生命绝对负责。

主症五　喘咳哮鸣，吐白沫不爽

1. 症状分析

（1）咳喘哮鸣，乃肺气不降之象征：有三种因素可以促成本症之发生。其一，肺热不降，如前数症既已如此；其二，则为痰饮内停于肺，占据了肺内的"清虚"之境，故而吸气不得入，因而发生咳喘哮鸣；其三，肾虚不能纳气，故使吸气不能下行于肾（吸入肾与肝），故而发生气喘，亦可同时出现哮鸣。

（2）吐白沫不爽：前言干咳无痰，是属肺有燥热，这里讲吐白沫不爽，是咳吐有物，理应与干咳不同，可是事实却不然。吐白沫不但是属于肺燥肺热，并且比干咳无痰的燥热，更为严重，因白沫是燥热所生，质轻而黏，咳吐难出，必连声咳嗽，甚者如小儿百日咳之痉挛性犬吠音，常兼见口燥咽干，这是典型的燥热现象（病理因素，有待研究），切不可误将沫作痰，也不可误将痰作沫。余曾见有以沫作痰治者，咳喘达 17 年而病的发展愈重者；亦曾见有咳喘吐白沫而高热不退已 2 个月余，西医查出"大肠杆菌肺部感染"造成大面积肺炎，中西医束手无策，而经笔者使用治肺热肺燥法治愈者；更有肺癌肺叶萎败，经清肺润燥而延长寿命达数年者。可见痰之与沫，在所必分，稍有差池，迥同冰炭。

2. 主要治法

清肺润燥。

清肺者，是清肺部之热，宜用寒凉，使热退气降而平咳喘哮鸣；润肺者，是用滋润生津药物，使肺燥得润，不致干痿而生白沫（本病一称肺痿，乃肺热叶焦所致）。本病因肺燥而致热，又因肺热灼津而使肺燥愈甚，故清肺热与润肺燥必须同时进行，因二者虽有因果的不同，但倒果为因的亦不乏例，此余数十年之经验，敢不公诸同好！

3. 主要用方

清燥救肺汤加减。

本方出自清初喻嘉言氏所著的《医门法律》一书，喻氏驳《素问》"秋伤于湿"之说，立"秋燥论"，创"革故"之典范，为万世的楷模，深堪嘉许。唯此方并不局限于秋伤之燥，即四时八节，或积年累月苦于咳喘吐白沫不爽者，咸可用之。余曾治因肺痿吐白沫而同时见下肢痿废，不能行动者，投用此方，不但肺痿消除，且痿躄之症亦同时言痊，可见"肺热叶焦，因而成痿"之语，非专指肺痿而言，诸般痿症之属于燥者，均意有可通。

西医认为此病多系肺气肿、肺心病、过敏性支气管哮喘等，但如何造成下肢痿废，未见论述。

4. 主要用药

桑白皮 15g，冬桑叶 10g，甜杏仁 10g，沙参 15g，麦冬 12g，生石膏 30g（先下），黑芝麻 10g（捣），阿胶 10g（化冲），黛蛤散 15g（包），枇杷叶 10g（包），芦根 30g，石斛 15g。

5. 药物作用

本方用桑叶、枇杷叶宣肺润燥，而使肺津敷布；沙参、麦冬、石斛生津益气而除肺燥；生石膏、桑白皮、青黛清降肺热而保津液；甜杏仁、芦根润肺生津，兼以降肺；黑芝麻、阿胶滋养阴血以润肺；海蛤粉润燥生津，兼能镇咳定喘。

6. 加减法

（1）病属外感，发热咽痛者，加山豆根 10g，鱼腥草 30g，以清肺热而解温毒。

（2）久病虚人，行动气喘者，加冬虫夏草 6g，鹅管石 10g（先下），以温补肺肾，镇纳下元。

7. 鉴别诊治

本病与咳喘哮鸣，吐水泡痰的水饮在肺之证，同有泡状物在咳吐物中，但水饮在肺之水泡痰乃水泡较大，清稀不黏，落地成水之痰；不像本病之白沫乃黏稠度较甚，颗粒极小，咳吐难出，有时沾于口唇而不下，须以物拭乃去，且口燥咽干，充分显现燥象。此二症一燥一湿，相去悬殊，不可不辨。

主症六　咳喘吐脓血或咳吐腥臭痰沫

1. 症状分析

（1）咳喘吐脓血：咳喘是肺气上逆之征，何以会引起"上逆"？这就有多种因素。如前面的肺燥、肺热、肺中痰热等，总说明阳升太过而阴降不足，气升则咳喘作。本病亦以咳喘为主，但本病不一定是肺热而是因为肺内出现了脓血等异物。肺为"清虚"之脏，它内部的肺泡及支气管，须经常保持空虚清静，一有异物，它就须咳出方安，脓血大部分是由于瘀血受到热的蒸灼而成，但亦不尽如此。笔者曾见过一位道士，年未三十，就因肺部的寒性脓肿和身上多处湿痰流注化脓而毙命。他全身没有见到一点热象，处处是"寒"，恶寒、喜热饮食、苔白、肢凉、脉沉细等，无不毕具，但咳吐脓血恶臭清稀，与肺热引起的吐脓大异。类此情况，最难措手。因虚寒体质与实性脓毒，本来就是矛盾重重的。不过这种现象，毕竟是极少的，是否系结核引起，因当时医药条件较差，不能取得准确的诊断。

（2）咳吐腥臭痰沫：一般咳吐出来的痰沫多为无气味或少带咸味，何以痰沫会出现腥臭气味呢？此无它，一言以蔽之曰：中夹脓血而已。痰中有大量脓血，则肉眼可以看到，唯其脓血初成，此痰沫中已经有脓夹带，但数量甚少，为肉眼所不辨，而气味已先有腥臭。有腥臭即为有脓，腥臭除亦为脓尽，这是至当不易的定理，临床见之甚多，热病中肺脓肿居多，杂病中支气管扩张、肺结核空洞亦常有之，今日检查手段日趋高明，各地医疗设备又趋普及，故不难分辨。

2. 主要治法

去瘀排脓，疏利肺肠。

咳喘吐脓血，旧称肺痈，认为系"热过于荣"引起（《金匮要略》语）。脓是瘀血所化生，故去瘀就是去其化脓之源。瘀血是不能活动的血，又叫死血。人体里面的血是依靠心气推动，在全身周流不息，但如果由于内伤外感等各种因素，造成血流不畅而成瘀阻，此种积血就被认为是瘀血而作为致病的原因之一。瘀血是必须让它活动的，故去瘀又叫活血，血行以后，就能运行周身，营养躯体，血不活动，假使再加上热的蒸灼，就会成脓而成为疮痈。本病咳喘吐脓血，就是瘀血与热相结而化生的。故去瘀就是去成脓的基础，而排脓正是排除瘀血的延伸。去瘀不排脓，则脓依旧可以由瘀血化生；若排脓不去瘀，则瘀血还可以转化为脓；二者表面看起来像是二种治法，而实际上是同源异流，仅有先后之不同而已（有不化脓之瘀血例外）。

疏利肺肠，是讲肺与大肠之间的关系。肺为五脏之一，属藏而不泻范畴，治法以补为主，宜于虚证；而大肠则是六腑之一，其职责是泻而不藏，治法以"通"为主，宜于治实证。现在出现的问题是：其病在脏，而所病则属腑实证，因脓毒之成，是为"邪气盛则实"范畴，去"脏"的实邪，只有借重于脏腑之间的关系，肺与大肠相表里，肺有实邪，便可通过泻大肠来泻肺（大肠虚亦可以补肺治之）。通利肺肠，就是通利肺与大肠，更确切地说是通利大肠来治肺实。其余脏腑相合、相表里的关系，可以类推。

3. 主要用方

千金苇茎汤加味。

千金苇茎汤是唐代孙思邈所著的《备急千金要方》所载，宋·林亿等编纂《金匮要略》时因治肺痈方缺失较多，故将本方作为附方补入，虽牵萝补屋，漏滴难遮，然唐代之方，则较东汉为"后来者居上"。重在治疗肺痈时用之，效果可喜。加味者，是加入一些解毒去瘀的药物，脓多者再加排脓，较之但用原方，效果更进。

4. 主要用药

桃仁12g，生薏苡仁30g，冬瓜子30g（打），活水芦根30g（古方用苇茎，乃芦苇主干上的分枝，亦可用干芦柴的旁枝，但效果终以本品为佳，如没有使用鲜芦根条件，亦可用干芦根代之），桔梗10g，生甘草10g，赤芍30g，丹参30g，橘络3g，鱼腥草30g，黄芩12g。

5. 药物作用

桃仁、生薏仁、冬瓜子均系入大肠经的药物，用以开泄肺与大肠，使肺内瘀热从大肠开泄而去；活水芦根，既有甘寒生津润燥的作用，又能清退温热；生甘草、桔梗解毒而又能排脓；赤芍、丹参，去瘀血以消除其化脓之源；鱼腥草、黄芩清肺与大肠之热而解脓毒；橘络能通肺络以畅气血，使能通行无阻。

6. 加减法

胸痛者加广郁金12g，降香10g，以加重去瘀之力，使通则不痛。

7. 鉴别诊治

（1）本病亦有时不吐痰而吐沫，惟肺痿之咳喘吐白沫，其沫色白无臭味，而本病若见吐沫必同时兼有臭味。

（2）本病在肺部脓毒甚重时，可见有胸部憋闷，呼吸困难，甚至张口呼吸，两胸胀痛等症，与痰饮病之悬饮内痛（胸腔积水）有其相似之症，但悬饮内痛宜攻除积水，而本病则宜解毒排脓去瘀，治法有其原则性区别。

主症七 咳喘吐水泡痰（落地成水）或水样痰，量多易出

1. 症状分析

（1）咳喘吐水泡痰或水样痰：咳喘不独肺热有之，在前有论述。吐水泡痰或水样痰，不论其为水泡痰或水样痰，总体来说是痰稀薄如水，所谓落地成水的水泡痰，亦同样包括在内。按一般情况来说，痰由脾湿所生，"脾为生痰之源，肺为贮痰之器"，痰是由脾湿加热所生，但在这里的情况却不然。由脾湿加热所生之痰，一般有一定的黏稠度或者有块，这是因为阳热蒸化水湿而出现的；在这里见的稠黏度很低的水液痰或水泡痰，根本不是痰而是叫水饮或痰饮。痰饮病的源起，是因为人体局部有阳虚或阴盛的情况存在，阴盛则生内寒，阳虚不能化水，故使水停局部，因而发生水饮停渍，而生痰饮。本病是水饮停渍在肺部，是痰饮病的一种，其他尚有悬饮、溢饮、支饮，共成四饮，基本上都是由水饮造成，但它们各自停渍的部位有所不同而已。

（2）量多易出：停留于肺的水饮，由阳虚寒甚，得不到阳气的充分嘘化，故而水饮停渍日多，而伤害阳气则日甚，水饮量多，则咳出的痰液自多；其易出者，则因阴寒内盛，水饮内渍，阳虚阴盛，不存在燥热的问题，更不存在肺失润泽的问题，故而咳痰易出。

本症亦可见于喉间痰鸣的哮喘，但肺不热而寒、阳不盛而虚，此种哮喘、咳嗽乃由水停在肺，把清虚的空隙占据了，吸气不能入肺，故而发病，它与肺燥、肺热所引起的咳喘，有原则性的区别。

西医没有水饮（痰饮）在肺的名称，但知发汗定喘，如用麻黄素定喘，对本病尚有一定治疗意义，但如其他类型，则不一定都合适。

2. 主要治法

小青龙加石膏汤加味。

本方出自《金匮要略·肺痿肺痈咳嗽上气病脉证并治》篇，治先患咳嗽而后发生水肿的"溢饮"病，此病实质上常常是肺源性心脏病（一称肺心病），原文

谓"病溢饮者，当发其汗，大青龙汤主之，小青龙汤主之。"本此，笔者将后者移治咳喘痰稀量多易出之病，不必兼有浮肿，效果甚好，兼哮者同样有效。一般言方者常主张用不加石膏的小青龙汤。无如小青龙汤服后易生内烦，有时效果反不稳定，而加石膏后则不但小青龙汤的副作用可以免除，抑且蠲饮降肺的作用还能加强，因石膏配麻黄则定喘降肺之功更为有助。

3. 主要用药

麻黄 9g，桂枝 10g，干姜 9g，细辛 3g，五味子 10g，半夏 10g，生甘草 10g，白芍 15g，生石膏 30g（先下），杏仁 10g。

4. 药物作用

本方用麻黄开三焦而利水道，使水饮外散而为汗（汗孔一名曰腠，《金匮要略》谓："腠者三焦通会元真之处。"）下泄则为尿（水液通过三焦水道，下达膀胱），麻黄能作汗，亦能利尿，主要是通利三焦的作用；桂枝、干姜、细辛振奋阳气而化水为气，使水液能供给全身所用，不致停留在局部而为水饮；半夏除痰降肺，通过消除痰饮而使气平喘降，一方面还有镇咳作用；杏仁、石膏降肺平喘；五味子、甘草酸甘缓中，有解痉缓急作用，一面可以控制诸温药的升散作用不令太过；白芍和血，使血行气行，以达到气血和降的作用。

5. 加减法

（1）肢体清凉，加茯苓 30g，泽泻 30g，以化气行水，而通阳气，取"通阳不在温，而在利小便"之遗意。

（2）气不喘者，减去石膏，使温阳化水之力更专，而不患其上气。

6. 鉴别诊治

本病与支气管扩张及肺结核后期，同可出现咳喘痰多之症。但支气管扩张之痰，常黄稠或有臭味，肺结核后期虽可出现痰多，但伴之而来的常为清瘦声嘶等症，甚则潮热，与本病之咳痰稀薄，阴寒甚的症状，截然不同。

主症八　咳喘吐稀白带块之痰，痰出甚爽

1. 症状分析

（1）咳吐稀白带块之痰：白痰属寒者多，痰稀则水饮未化；稀白带块之痰，是不独水饮或痰饮为患，并有因阳气蒸灼而生之痰。古谓：水饮内停，得阳气煎熬则成痰，为阴气凝聚则成饮，故痰之与饮，实同其源而异其体，不过视其与阳气相结合的关系而已。今稀白带块之痰，块即指痰块而非饮之可言，治痰须以除痰为务，而治饮则须温化水饮或攻除水饮。除痰不能尽同于治饮，而治饮的方

法，有时用于除痰，可以全无效果。但本病属痰与饮俱，治痰必同时治饮，而治饮又须同时除痰，二者不可偏废。

考痰饮之成，首先由于本身的阳气不足，不能温化水湿，而致湿聚；其次离不开脾，因脾是运化水湿的，脾气旺、脾阳不虚，则若有水湿，可以蒸化运转而流散四旁，通过三焦水道，变为汗或尿而排出体外；唯有在脾气、脾阳虚弱，运化水湿的功能见衰的时候，这种水湿乃可化为痰饮，罹人于病。

（2）痰出甚爽：病无燥热，肺津不虚，故气管滑润，吐痰爽利。

2. 主要治法

化痰蠲饮。

化痰者，是消化痰结之谓，痰已结聚成块，必消而化之，使其得以顺利排出。痰有热痰与寒痰之分，消化热痰，须合寒凉；消化寒痰，则离不开温热之药，本病属于后者，故消化此种块痰，必结合温热药一起用，此即温化寒痰之谓。蠲饮者，是蠲除水饮。水的去路有两条：第一条是发汗去水，大体上和前小青龙加石膏汤的意义相同；第二条是利小便，就是通过温化以后，使水饮转化成气，散布到周身去，然后再转化为水，下入膀胱，变为尿液排出体外。这两条出路在体内时，都必须经由三焦这条水道，这水道既可通于皮腠，又可达于膀胱，这两条出路是水液向外排出的正路。至于水液随大便而出，这是病态，非为正道；亦有从大便逐水者，此法实不得已而用之，非排水之道；其他尚有呼吸之间，亦可以从呼气中排出若干水分，这非治法，亦非病态，不能与痰饮有联系，故不置论。

3. 主要用方

苏子降气汤加减。

本方出自《太平惠民和剂局方》，同治咳喘短气，胸膈满闷等症，经笔者加减，主要加用了反佐药。因原方用温为主，缺乏寒凉类药对温药的抑制作用，使其就范而减少温药的副作用，组方与析药不同，方有"君、臣"，选之为主，但又不可无"佐、使"，使其"反间"或引经。故药有专攻，而组方则不能用一性能，此亦"金无足赤""泽清无鱼"之意，不可不知。

4. 主要用药

炒苏子 10g，橘红 10g，半夏 10g，当归 15g，前胡 10g，桂枝 10g，厚朴 10g，杏仁 10g，竹茹 12g，生姜 6g，茯苓 15g。

5. 药物作用

本方用苏子温化寒痰而降肺气；橘红、半夏，燥湿理气，以化湿痰；厚朴、生姜，燥湿行水，以除水饮；茯苓利湿以去生痰之源；桂枝通阳气以化水湿；杏仁、前胡，宣降肺气而治咳平喘；当归活血行血，以带动肺气的流通，使不上逆；竹茹能去痰，并以其性凉故能使之为佐，以抑制温药之过分温散。

6. 加减法

（1）如兼痰中带血或由本症而转致大量咯血者，此为肺阳虚不能摄血引起，可于本方中去桂枝之辛散，加入上肉桂 2g，沉香末 3g（分冲），以降气下行，引血归于络脉。

（2）胸闷明显：加炒莱菔子 12g 下气宽膈，解除胸闷气积。

7. 鉴别诊治

本病与咳痰不爽，同为咳吐白痰，但本病属湿痰兼饮，例属阳虚，故以燥湿去痰为务；而咳痰不爽，则为湿挟燥，燥湿同病，必须排痰宣肺，同时进行，自是不同。

主症九　咳吐稀白痰，胸部憋闷

1. 症状分析

（1）咳吐稀白痰：乃寒痰在肺之征，前已做过论述。

（2）胸部憋闷：胸部憋闷有多种原因造成，但寒痰在肺的胸闷，则独有痰湿阻肺，肺气被壅之一端，因肺乃清虚之脏，痰湿内阻，则肺气不行，而生胸闷；胸闷之甚是肺泡、支气管等过分充气，收缩不全，如此情况，久长下去，使肺泡与支气管长期处于紧张状态，遂致影响其张缩能力，失去其自然的弹性作用，而成支气管扩张与肺气肿等症，最宜早作调治，免致病向深处发展，转为难治（按：肺气肿与支气管扩张，虽不会立时使人至于危重，但恢复极难，常致转为肺源性心脏病而使行动气短，失去劳动能力，若再使病情迁延下去，便可使呼吸极度困难，唇青脚肿，肝脏由瘀血而硬化，心力重度衰竭而死亡。）此种情况，不但在本症能产生，即所有咳喘久延，同可臻此，古谓"咳是警铃，痰为祸水"，不能不引起注意。

2. 主要治法

降肺宽胸。

降肺就是使肺气平降，喘咳不作，在前已言之；宽胸是使胸闷窒塞的状态改变，使胸部舒畅而无憋闷之感。实质上是肺不降则气逆气胀而胸即不宽，宽胸则是肺气已平，胸部自觉宽畅；不过肺气不降有多种原因，有肺燥、肺热而咳喘者，亦有肺寒饮停而咳喘者，本病是肺寒气逆而引起的咳喘者，寒则不能蒸化水气而使痰饮内停，阻遏肺气的舒展而成咳喘。与阳热而使肺气升多降少者，甚不相同，故宽胸亦当用温药消除痰饮，在消除痰饮的原则之下，再用上下气宽膨胀的药物。

3. 主要用方

三子养亲汤加味。

本方出自《韩氏医通》，原书用此三药无用量，无固定比例，但以咳喘重则以苏子为主药，痰多则以白芥子为主药，有食滞则以炒莱菔子为主药。笔者经加减后用以治疗由寒痰蓄饮，停渍于肺而引起之咳喘而胸胀闷特甚者，常收到异乎寻常的效果。至于何谓"养亲"，至今仍在疑猜中。可能是用的三子，子就有养亲义务，待考。

4. 主要用药

炒苏子 10g，炒白芥子（研）6g，炒莱菔子 15g，全瓜蒌 30g，厚朴 10g，杏仁 10g。

5. 药物作用

苏子能降气平喘，是温除寒痰之用；白芥子能温中去痰，消肿满而下气；莱菔子能下气宽膨，化痰定喘。以上三药均用熟而不用生，这是我家传用法。据先父秉忠公云：以上三药生用均有辛散作用，对降气治喘无补，炒熟用则少辛散之能，而增除痰降气之用。全瓜蒌能荡涤胸中痰浊，使肺气得以宣通，而除胸闷；杏仁、厚朴宣通肺气，燥湿除满，以治咳喘。

6. 加减法

胀甚而喘者，加葶苈子 10g，以下痰饮，逐水气，使三焦水道通利，气化及于膀胱。

7. 鉴别诊治

本病与痰热在肺，同有胸闷与咳喘，但本病痰白而稀；痰热在肺，则痰黄而稠，须用化痰清肺，以此为别。

主症十　咳吐白痰，胃脘胀闷

1. 症状分析

前症乃言胸闷，其病重点在肺，而本病则为胃脘胀闷，其重点乃在胃，病的重点在胃，而又以咳吐白痰为主症，在这里面必须连带地谈一谈肺和脾胃之间的关系问题。

"脾为生痰之源，肺为贮痰之器"，这是古人总结痰饮生成的原因。因为脾恶湿又能运化水湿，若脾气健旺，则水湿畅流，就不会产生痰饮，若脾运不健，故使水湿内停，"得阳气煎熬则成痰，遇阴气凝聚则为饮"。今胃脘胀闷，则是脾不运湿，胃为湿困，湿聚则胃脘胀满；湿甚则生痰，痰饮生成以后，则上储于肺，故咳吐之痰，乃由脾胃所生，非肺中故有。其本在脾胃而其标在肺，故胃脘胀闷是脾胃湿甚的表现，而咳吐白痰，则为肺储寒痰，欲去肺中之痰，必先除脾胃之湿，痰不除乃脾胃之湿未除，痰若不生则因脾胃之湿浊已去，个中消息，唯有言脏腑关系者乃能明之。至于具体理数，目前尚未彻底弄清，有待中西医同道共同努力来解决。

2. 主要治法

燥湿除痰。

燥湿，是燥以祛湿的一种治湿的方法。这类药物，大多以苦味为主，因为苦能燥湿；在苦味中有苦寒与苦温之别，苦寒是针对湿偏于热者，而苦温则是治疗偏于阴寒之湿者；本病是属于后者，故治疗多用苦温。湿是生痰之源，故除痰必须同时燥湿，在除痰的药中，要选用既能除痰又能燥湿的药物，否则就达不到这个目的，因为在祛痰药中，也有湿燥之分，一种是偏于温燥的，另一种则是偏于凉润的，在治疗本病时，选择的应为前者，因为本病是偏于湿寒而生之痰。

由内而生的湿邪，基本上是由脾不运化水湿而起，但水湿停留在体内，得阳气煎熬则成痰，在成痰以后，这种病邪便作为实证出现应治在腑，因与脾相合者是胃，故治痰常从胃治。这就叫作：虚则补其脏，实则泻其腑。在中医界运用这种治法的情况很多，我们过去有些"放而不求"，故而至今提起并不十分响亮。

3. 主要用方

平陈汤加味。

平陈汤是平胃散与二陈汤的合剂。平胃以燥湿为主，主用苍术、厚朴，这两味药古人认为是燥湿药，但现在有不同的解释认为苍术中含有大量的维生素A，而厚朴抗菌作用较强，其内在联系，须经科研研究解决；二陈汤主用半夏、陈皮，功在除痰理气，目前又有把半夏作镇静药使用的，例如安眠。像这些古今认识的关联，有好多问题需要我们去研究，可惜我们的主客观条件都跟不上。

4. 主要用药

苍术 10g，厚朴 10g，陈皮 10g，半夏 10g，茯苓 15g，苦杏仁 10g，生苡仁 30g，白豆蔻 6g，藿香 10g。

5. 药物作用

本方用苍术、藿香燥湿而除秽浊；厚朴、陈皮、白蔻行气以温化湿邪，而除胃脘胀满；茯苓、苡仁利湿健脾，杜其生湿化痰之源；苦杏仁以降肺治咳为主，标本兼顾，肺脾同治。

6. 加减法

（1）便溏加白术 10g，炮姜 6g，以燥湿温脾，实大便而利小便，使湿浊能正常从三焦水道、汗腺、膀胱排出体外。

（2）大便黏滞不爽，加皂荚子（酥炙）10g，蚕沙（包）30g，以宣清导浊，畅通大便。

7. 鉴别诊治

本病与前症同为咳吐白痰，同有胀闷之感。但前症之胀闷在于胸部，属肺气失于宣通，治宜温化肺部痰湿，而本病则胀在于胃脘，属脾湿阻滞，气机疏转不利，故治疗重点乃在于脾胃，自是不同。

主症十一　咳喘吐黄痰，量多而胸闷者

1. 症状分析

（1）咳喘吐黄痰：吐痰之色，一般以黄色为热，白色为寒，今吐痰色黄，乃肺有郁热所致，黄痰内踞于肺，使肺失其清虚之常，故咳喘乃作。

（2）量多而胸闷：痰量多说明脾湿重。脾湿重而为肺热所郁蒸，故见痰黄量多；胸闷者，是痰热滞留于肺者多，肺气不得宣通，故而胸闷乃作。

2. 主要治法

清肺化痰。

清肺主要是清除肺热，因肺热而致痰黄，又因肺热痰多而致咳喘，故消除肺热，实为治本病不可或缺之法。化痰者是因病人的痰量较多，痰是脾湿所生，痰量多说明脾湿较重，由脾湿而生之，是为湿痰，治湿痰须要燥温化痰的，故这里的化痰之药，须同时兼有燥湿之功者入选。若药有养阴、润燥而同时具有祛痰作用的药物，则一般不宜选用。

3. 主要用方

清气化痰丸加减。

清气化痰丸见于明代吴崑所撰的《医方考》之中，原书指出其主要作用为：清热化痰，下气止咳。经过笔者加减，主要加强了其清热解毒的作用，因痰黄的发生，常因有细菌、病毒感染，肺部被细菌、病毒感染而出现的痰黄、胸闷、咳喘诸症，但治其痰热而不兼治其菌毒，则常致劳而无功，或竟使病久不去而滋生他变，故举凡见有痰黄者，笔者常加清热解毒剂一二种，效果似有增加。

4. 主要用药

陈胆星 10g，半夏 10g，橘红 10g，苦杏仁 10g，枳实 10g，黄芩 12g，茯苓 15g，瓜蒌仁 15g，竹茹 12g，生苡仁 30g，鱼腥草 30g，山豆根 10g，生姜汁 10滴（冲服）。

5. 药物作用

本方用半夏、胆星（胆星是经过牛胆汁制过的南星，牛胆汁能解南星之毒副作用）燥湿化痰；橘红、枳实行气以温化痰湿；苦杏仁重在降肺而除咳喘（与甜杏仁作用有异，甜杏仁重点是润肺、养肺阴的作用）；黄芩苦能燥湿，寒以去热，清上焦肺热又能去其因湿热而生之痰；生薏仁、茯苓利湿健脾，以杜其生痰之源；瓜蒌仁、竹茹清除痰热；鱼腥草、山豆根清热解毒，对细菌、病毒感染于肺者，用之常为有效，但病久则其效自减。生姜汁行水散湿，开水湿从皮毛开散的出路，一面能使卫气外达于皮毛。

6. 加减法

（1）大便稀溏，于本方中去瓜蒌仁，加泽泻 30g，以利湿健脾，利小便实大便。

（2）如因久咳导致本症，则多为"支气管扩张"之类的顽固性疾病，亦有"肺结核"久延致此，治宜健脾为务，从虚证治脏之意，仿六君子汤加减进行，慎不可除邪碍正。

7. 鉴别诊治

（1）本病痰多，系黄痰，与咳吐白痰不同，后者以用温为主，而本病则用清肺。

（2）本病痰多而黄，与肺结核空洞及支气管扩张感染之痰黄、痰多不同，后者常见吐痰腥臭，须用肃肺排脓，而除痰不是主要的，在脓尽以后，也不一定用燥湿化痰类药物为主。因脓为瘀血所化，而治瘀血不宜用燥，因瘀血加燥，则成为"干血"而转属痼疾。

主症十二　喘咳吐痰量多，黄白相兼者

1. 症状分析

一般病咳喘吐痰，色黄属热，色白属寒，这在前面已有论述。惟本病的病人吐痰常可见黄白相兼，这是什么原因呢？我的想法是，病人的气管感染面积不大，而患慢性气管炎则较久，故感染区则分泌出黄痰，一般气管炎则分泌白痰，而痰则是黄白相兼。然否待考。

2. 主要治法

除痰降肺，温清并用。

一般治白痰可以用温，用除痰燥湿之剂，而治黄痰则须重在清热；今病人咳痰常以黄白相兼出现，是以痰象辨寒热，实寒热二者兼而有之；治疗之法，自不能执其一而遗其一，必须同时进行，待其痰去则肺的清虚之体即可及时恢复，而喘咳即可停止。

3. 主要用方

定喘汤加减。

本方见于明张时彻所集《摄生众妙方》中以治风寒外来，痰热内蕴所致的哮喘，方名定喘，其治喘之实效可知。笔者经过加减后亦用于治哮喘，但对咳吐痰色系黄白相兼者，效果较突出。

4. 主要用药

麻黄9g，半夏10g，款冬花10g，桑白皮15g，炒苏子10g，苦杏仁10g，黄芩12g，芦根30g，银杏肉12g（打碎）。

5. 药物作用

本方用麻黄、半夏、苏子、款冬花均为温性药，而桑白皮、黄芩、芦根等则属寒凉药，一以寒治热而引起的黄痰，又用温药来治由寒而引起的咳吐白痰，这样就相辅相成，更切合于病情。其实，组方就既重君臣，又须佐使，融两种不同性能的药物在一方之中，这可以说是制方原则，无足怪异。特本方属于势均力敌，其杠杆作用较为明显而已。

本方的麻黄、杏仁宣肺而达到降肺定喘的目的（肺不宣则不降）；桑白皮、黄芩清泻肺热，以使阳升不太过而肺气乃降；半夏、苏子温化痰饮，使痰去而肺

能恢复其清虚之体而肺气乃降；银杏肉（一称白果）降肺而定喘；款冬花降肺而止嗽；芦根清热保津而又有去湿的作用。

6. 加减法

（1）病由外感诱发，而见明显之鼻塞咽痛者，须加山豆根 10g，鱼腥草 30g，以清肺消炎解毒。

（2）如来去迅猛，属于"过敏"引起者，须加僵蚕 10g，全蝎 6g，以定风"脱敏"。

7. 鉴别诊治

（1）本病所咳吐之痰，系黄白相兼，与肺热所咳吐的黄痰须用清热，和由脾湿而生的白痰须用温燥，均有原则的区别，不能混淆。

（2）肺痈吐脓，亦可出现黄白相兼之痰，治须去痰排脓，但其痰必腥臭，与本病之痰全无臭味者不同。

主症十三　咳嗽吐黄痰、带血，苔黄

1. 症状分析

（1）咳嗽吐黄痰：肺有郁热，故吐黄痰。
（2）痰中带血：是肺热动血，热迫血行。
（3）苔黄：黄苔主热。

2. 主要治法

清肝凉血，除痰止血。

肝主藏血，故血热动血，其咎在肝，清肝则血不妄动而安于脉络之中，亦称宁血。凉血即清退血热，其中可带有活血的作用，因见凉即止，止之太过即为瘀血，瘀血是作为病因而出现的，故凉血常带有活血；除痰，血随痰出，故止咳止血必须同时去痰。

3. 主要用方

咳血方加减。

本方是金元朱震亨所创，见于《丹溪心法》之中，本病所出的血是杂于痰中的血缕或小血块，一般不是大口吐血，血色鲜红而不紫暗，故可以用止血药。

4. 主要用药

诃子肉 15g，瓜蒌仁 10g，海浮石 15g（先下），焦山栀 10g，青黛 6g，蜂蜜

30g，丹皮 12g，赤芍 30g。

5. 药物作用

诃子肉固涩止血（近代研究有广谱抗菌作用）；瓜蒌仁、海浮石去痰润肺；青黛、栀子解毒清热；丹皮、赤芍凉血活血；蜂蜜润燥生津。

6. 加减法

（1）病初起兼外感症状，咽痛鼻塞者，加桑叶 10g，菊花 10g，鱼腥草 30g，山豆根 10g，以清散风热，解毒消炎。

（2）血热明显：加侧柏叶 30g 以凉血止血。

7. 鉴别诊断

本病与肺痈初起同可见咳痰带血，但肺痈吐痰腥臭、胸痛，而本病痰不会臭，且绝无胸痛，以此为别。

主症十四　咳引胸痛，不能侧卧，吸气艰难（经胸透或胸片明确为胸水者）

1. 症状分析

（1）咳引胸痛：肺主咳，但肺体没有痛觉，其咳引胸痛主要即在于肺外的胸膜盲腔，胸膜受病发炎，则胸痛乃作，古称悬饮内痛。

（2）不能侧卧：悬饮内痛，即湿性胸膜炎，简称胸水，胸水常出现在一侧，故睡卧位常不能卧向患侧，亦有双侧胸水者，则只能仰卧平躺，身体强硬如树杆然，动则痛如刀刺、惨叫汗出。

（3）吸气艰难：胸膜在胸骨以内，肺之外围，吸气肺充，胸膜受压则痛苦万端，故患者吸进气体时疼痛难忍，更不能进行深长呼吸。

2. 主要治法

攻除水饮。

内服中药，通过泻肠内水液以降低胸膜内压，从而达到消炎止痛的目的。逐水之法，自古有之，不过用法原始，不免有时会出现不良反应，笔者多方探索，若辨证准确，目前基本无不良反应，仅大便下水清澈，腹痛略甚。

3. 主要用方

《金匮》十枣汤。

《金匮》十枣汤是见于《金匮要略·痰饮咳嗽病脉证并治》篇中，原方用遂、戟、芫三药（均有毒）煨后研末，以大枣十枚，浓煎汤送服，但服时仍时有反胃呕吐的不良反应发生。有时连带药末返出胃外，达不到用药目的。笔者在20世纪40年代前期即开始用大枣煮后，去皮核，包吞药末，续又用龙眼肉裹药末吞服，虽较枣汤送服为胜，但有时药末外泄，反胃依然，用《三因方》十枣丸，仍不免反胃剧吐。近30年来，我向西医学习，改用空心胶囊装药末，以浓枣汤送服，通过这样的改革，没有发生过一次中毒现象，药效也得以充足发挥，大便下水清澈，最多的能连续下水半个月（每天服药一次，下水最多者，一次一痰盂又半。至无水可下时，复查胸水已除，再未复发）。

4. 主要用药

大戟9g（煨），芫花9g（煨），甘遂9g（煨），共研细末（去骨）装入同样大小的胶囊，分10天服毕，每天1次，浓枣汤送服，水不尽再作服，水尽痛止为度。

5. 药物作用

（1）遂、戟、芫三药，同为剧毒、峻烈的逐水药，使胸水从大便去之。我中医可谓之通过三焦水道，三焦解剖生理上的原理未明，但效果可见。此药不宜入水煎剂，更不能生用。

（2）大枣：有解毒作用，可解多种药毒，如葶苈大枣泻肺汤、十枣汤等。

6. 鉴别诊治

肺痈未溃，亦有胸痛、不能呼吸转侧等症，但其必然高热阵寒，甚易吐脓痰腥臭，而本病则从无吐脓，更无腥臭痰，以此为别。

第三节　呕吐类

这类疾病，全部都是以呕吐为主症，古以"有声无物"为呕，"有物无声"为吐，"有声有物"为呕吐，本文没有作这样的区分，总称呕吐。呕吐以胃气上逆为主因，故治疗呕吐，首先应考虑的是降胃平逆，但在平降胃逆的前提下，又有诸多不同的方法。

主症一　呕吐暴发，身重痛，阵寒热，脘闷口渴

1. 症状分析

（1）呕吐暴发：多为外感引起。

（2）身重痛：常为寒湿之邪外郁，湿寒皆为阴邪，湿邪重浊，故身重常为湿困肌肉；寒主收引，营卫不能畅流，故身痛。

（3）阵寒热：寒湿外困，阳气被郁故阵寒；阳气被郁而喷发，故见阵热。

（4）脘闷口渴：胃气不降，故脘闷；呕吐丢失的水分必须补充，故觉口渴。

2. 主要治法

芳香散湿。

湿邪属于"污秽"的一类，故辟秽须用芳香之品；寒湿之邪困表，则须开散以使腠理营卫流通，胃气平降而呕吐自止。

3. 主要用方

藿香正气散加减。

本法始见于《太平惠民和剂局方》，用治内湿伤胃，外邪袭于肌腠而见恶寒发热，头痛，胸闷吐泻，肠鸣等症。笔者经过加减，减去"呕家不喜甘"的甘草、大枣等甜味药，加入黄连配半夏、生姜等苦辛通降之品，使其降胃止呕吐的作用得以更好地发挥。

4. 主要用药

藿香 10g（鲜者 30g），苏叶 10g（鲜者 30g），佩兰 15g（鲜者 30g），大腹皮 15g，桔梗 10g，茯苓 15g，苍术 12g，厚朴 12g，半夏 10g，白芷 6g，生姜 5g，黄连 6g，竹茹 12g。

5. 药物作用

藿香、佩兰、苏叶同有芳香辟秽和散湿的作用，生用鲜药，香浓而清热去秽的作用更强；腹皮、茯苓行水利湿；苍术、厚朴燥湿除满；半夏、生姜除痰行水止呕；白芷散风燥温；黄连、竹茹清痰热止呕吐，对诸温药又能协和降胃。

6. 加减法

（1）吞酸嗳腐，伴伤食者，加焦三仙各 6g。

（2）心烦口渴者，加青蒿 15g，天花粉 15g。

7. 鉴别诊治

（1）肢冷腹痛明显，常为脾阳虚惫，应以温中为务，如理中、四逆辈。

（2）疫毒呕吐，一时多有染易者，当按传染病管理制度办理，不得延误。

（3）肠梗阻亦有剧吐，唯其大便不通，且无矢气，治宜下气通肠，与本病重在治湿大异。

主症二　狂呕暴吐，脘腹胀满拒按，大便不行二日以上，无矢气

1. 症状分析

（1）狂呕暴吐，脘腹胀满拒按是胃脘部有积食吐之不除，可能为高位肠梗阻。拒按者，实积也。

（2）大便2日以上不行，无矢气，肠道有积食，结实堵塞，浊气不能下降，故发为呕吐，大便不行且无矢气，一般大便应每日1次最好，超过2日，加上有可下症状，即当毫不犹豫给以攻下，通便荡实。

（3）无矢气，应考虑有肠梗阻存在。

2. 主要治法

通便燥湿行气。

大便不通故须攻通大便，脘腹痞满，湿滞气不畅流故也。湿不行则气不通、便不下、呕吐不除，故须用此法治之。

3. 主要用方

小承气汤加味。

小承气汤是《伤寒论》治心下（胃脘）痞硬，大便不行的主方，笔者在原方中加下气宽膨的药物，使之更有助于下气通便。气从下泄，则不致逆上而为呕吐。

4. 主要用药

大黄9g，厚朴12g，枳实10g，槟榔15g，炒莱菔子15g。

5. 药物作用

大黄荡实通便；厚朴燥湿除满；枳实下气消痞；槟榔导滞下气；炒莱菔子下气宽膨。气行便泻，则胃脘硬满等症自除。

6. 加减法

（1）若舌苔中部黄燥，脐周有条索状物应手，为燥屎结在大肠之部，宜加入芒硝9g（冲服），以入肠生水，润滑大便。

（2）药入未得矢气，这说明病非燥实，不可急攻，宜即送医院检查，排除"肠梗阻"诸变，以免延误外科手术的时机。

7. 鉴别诊治

（1）若下之不通，仍无矢气，则应考虑有肠绞窄、肠套叠等可能，应急送医院外科救治。

（2）湿渍胃肠，亦有呕吐、腹胀痛诸变，惟大便不实，且矢气频传，宜导滞除湿，不宜重攻。

主症三　呕吐黄苦，寒战热炽，脘闷心烦

1. 症状分析

（1）呕吐黄苦：是胆汁上逆。

（2）寒战热炽：乃阵寒阵热之热型，例属少阳胆热之证。

（3）心烦口苦：是胆热蒸腾所致。

2. 主要治法

清降胆热。

阳热主升，故清降胆热则呕苦、寒热诸症均可同时缓解。

3. 主要用方

小柴胡汤加减。

小柴胡汤是《伤寒论》治少阳病的主方，笔者在小柴胡汤基础上进行了加减，用治寒热呕吐效果很好。由于"呕家不喜甘"，故去参、草；由于有明显的热象，故加青蒿、栀子等以去热。

4. 主要用药

北柴胡 10g，黄芩 12g，半夏 10g，青蒿 15g，栀子 10g，生姜 6g，竹茹 12g，黄连 6g。

5. 药物作用

北柴胡系北方产的柴胡根，性凉润，以清热善长，是清胆之主药；半夏、黄连除痰降胃以止呕；黄芩清肺与大肠之热，使热降气平；青蒿清退阴热，芳香辟秽，以治呕吐；栀子清泻三焦之热，除烦宁胆；生姜行水消痞止呕，竹茹清痰热降胃，是治呕吐的常用药之一。本方温清并用，借诸药物本身的拮抗作用，达到和胃止呕之目的。

6. 加减法

（1）热甚口渴，加生石膏 30g，知母 12g，以生津解热。

（2）大便干燥，加生大黄 6g（后下），以泻热通便。

（3）上呼吸道炎症存在，加山豆根 10g，鱼腥草 30g，以清热解毒。

7. 鉴别诊治

遇时行疫疠，亦有寒战炽热，喷呕狂吐诸症，惟交相传染极快，一时一地，会有多人患同样疾病，当及时与卫生防疫机构联系，并尽早采取恰当的防治措施。

第四节　吐泻类

这类疾病，基本上是呕吐和腹泻并见，呕吐的病症多责之于胃，泄泻则多病在脾，吐泻兼见，多为脾胃同病，治当兼顾，或者去其总因，则一箭双雕，同时获愈。

主症一　吐泻肠鸣，肢冷腹痛，脉微细，苔白

1. 症状分析

（1）吐泻肠鸣：这是由胃肠消化、吸收不良所引起。

（2）肢冷腹痛：中阳不足，不能布阳于四肢末端，故见肢冷；气血因寒凝滞、涩而不通而腹痛。

（3）脉微细：寒滞脉道，血行无力，故脉微细，严重者可见脉伏不出。

（4）苔白：白苔主寒凝湿聚，可证实本病为阴寒内盛。

2. 主要治法

温理脾胃。

"胃不病不逆气（包括呕吐），脾不病不泻利"，今吐泻并见是脾胃同病，由阴寒内盛引起，故以温药通理脾胃阳气，使其恢复正常的消化与吸收功能。如此则不降胃而呕吐可止，不止泻而泄泻自停。

3. 主要用方

附子理中汤。

本方由附子理中丸更改剂型而成，始见于《太平惠民和剂局方》，即由《伤寒论》理中丸及《金匮要略》人参汤加附子而成。理中丸和人参汤是通过温理脾阳，达到中阳舒展，气化运行，该消化者消化，该吸收者吸收。加附子者，因阴寒致四肢逆冷，则不独脾阳虚惫，而肾阳亦亏损矣，即"五脏之病，穷必归肾"之意。附子是回阳救逆，振奋心肾之阳的重要药物，若失时不用，将见"厥""脱""亡阳"等随之而生。故本方实为救治因吐泻过甚，亡阳失水的常用方，在临床用之屡矣。

4. 主要用药

熟附片 30g，炮干姜 6g，焦白术 12g，炒党参 12g，炙甘草 10g，灶心黄土 120g（煎汤代水）。

5. 药物作用

本方用熟附片温中回阳，使人体最根本的阳气——心肾之阳得以恢复，温煦肠胃，以助消化、吸收；干姜温脾行气，以调整胃肠、控制吐泻；白术健脾燥湿，以助运化；党参、甘草补脾益气，振奋脾胃消化吸收功能；灶心土温中有涩，是止吐治泻的重要药物，并能治阳虚不摄的失血和大汗亡阳。先父生前甚推崇此药，谓其易得、效宏、副作用甚少。诸药用炮制者，取其长于温涩，助阳固密也。

6. 加减法

（1）肢厥不甚，去附子或减量用。

（2）胃肠挛痛，加熟薏苡仁 30g，木瓜 15g。

（3）肠鸣脘闷，加广木香 6g，砂仁 6g。

（4）阴甚格阳，温药不入，加黄连 3g，竹茹 4g 以为"反佐"（即轻用"反派"药，以协和诸药，减少格拒）。

7. 鉴别诊治

本病是中阳虚惫，脾胃消化吸收无力所造成，故一般有发热症状者慎用，心烦口渴者禁用，以防产热助燃也。

主症二　既吐且利，脘腹痞闷，腹痛轻微，口渴欲饮，苔腻脉濡

1. 症状分析

（1）吐利、脘腹痞闷：湿浊内困，故见脘腹痞闷，此吐泻乃湿浊不化所造成。

（2）腹痛轻微：因主因为湿，非寒凝气闭之不通则痛，故腹痛不甚。

（3）口渴欲饮：病非真寒，且吐泻易致失水，须待补充，故渴欲饮水。

（4）苔腻，脉濡：苔腻是湿浊内困之象，脉濡乃软弱无力之脉，主湿浊。

2. 主要治法

清利湿热。

胃热则吐，脾湿则泻，清胃热即能止吐，去脾湿乃可治泻。

3. 主要用方

蒿连五苓散（自制）。

4. 主要用药

青蒿 15g，黄连 6g，茯苓 15g，猪苓 12g，白术 12g，泽泻 15g，桂枝 6g，藿香 10g，佩兰 15g，滑石 15g（包）。

5. 药物作用

《温病条辨》谓："寒湿伤脾胃两阳，既吐且利，寒多不欲饮水者，理中汤主之，热多欲饮水者，五苓散主之。"笔者师其意，用五苓散重加化湿药，疗效似较原方为优。方中的青蒿、佩兰、藿香芳香辟秽，能清湿热；黄连苦以燥湿，寒以清热，能治吐利；白术、泽泻利湿健脾；猪苓、茯苓、滑石利湿热从小便去之；桂枝温化水湿，兼能反佐蒿、连等偏于寒凉的药物，使共处一方，兴利除弊。

6. 加减法

（1）兼转筋者，加木瓜 15g，生薏仁 30g 以解痉舒挛。

（2）神昏嗜睡者，加辟瘟丹 1 粒（药汁送服）以除湿开窍。

7. 鉴别诊治

中寒两伤脾胃，亦有吐泻，但其寒象明显，胃脘胀闷不甚，以此为别。

主症三　吐利脘腹胀满，肠鸣矢气，体酸困

1. 症状分析

（1）吐利脘腹胀满：因湿困胃肠而成。

（2）肠鸣矢气：因肠湿不化，阻遏气机引起。

（3）体酸困：周身肌肤腠理同样受到湿邪阻滞，营卫失其周流所致。

2. 主要治法

化湿和中。

由于湿浊引起的脾胃不和，化湿可以安和脾胃而治吐泻。

3. 主要用方

六和汤加减。

六和汤出自《医方考》，治疗夏秋湿伤脾胃，或饮食不洁以致吐泻脘闷，倦怠嗜卧等症。由于病重在湿，且系初得，故不宜用补，故去甘草、人参、大枣，由于里湿偏重故加薏苡仁以利小便。

4. 主要用药

藿香 10g，厚朴 12g，杏仁 10g，砂仁 6g，半夏 10g，木瓜 15g，茯苓 15g，苍术 12g，扁豆 15g，生姜 5g。

5. 药物作用

藿香理气辟秽，以治吐泻；厚朴燥湿除满以治脘胀；杏仁宣利肺气；砂仁行胃气，以除湿散满；半夏、生姜和胃燥湿；木瓜、苍术燥湿舒筋，以治脘闷体困；扁豆、茯苓利湿健脾，利小便实大便。

6. 加减法

若寒象明显，加干姜 5g，以温中去寒；热象明显，加黄连，以燥湿清热。

7. 鉴别诊治

若兼寒热身痛，无汗者当予以表散；兼腹痛阴寒者，宜重温中。

第五节　泻痢类

这类疾病主要即在于腹泻，腹泻的情况有二：一为泄泻，一名濡泻或水泻，即大便稀薄，泻下甚爽，虽不能"一泻千里"，但泻下时没有不利之感，甚至可见飧泻完谷，未变形的食物；另一种为滞下，一名肠垢，即泻下物中带黏垢，便下不爽，或便后仍觉不尽，肛门坠胀，中医称之曰"后重""气滞"。滞下和泄泻在辨证或论治时有严格的区分，前者属"不泻"范畴，治宜通肠为务；而后者则为"不藏"内容，治宜帮助其固藏，并可考虑用补；古谓："暴泻属脾，久泻归肾"，均是指的这类"虚泻"。在这方面是必须留意的。现将泻和滞下分列论之。共泄泻、便垢、痢疾三类。

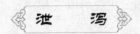

主症一　无痛泄泻，肠鸣便频，脉虚细，形寒能食

1. 症状分析

（1）无痛泄泻：由湿甚引起，而寒象不明。

（2）肠鸣便频：是脾为湿侵，吸收食物精华的能力减退，故水湿与谷物杂下。

（3）形寒能食：食入营养从大便中丢失，不能产热养身，故形寒畏冷；身体需要补进营养，故能食。

（4）脉虚细：身体营养不足，产热低微，故见脉虚细。

2. 主要治法

利水实便。

病非真寒，不须温化，但健脾利湿即能使大便不稀。

3. 主要用方

四苓散加味。

本方见于《明医指掌》，是"五苓散"去桂枝而成，治内伤饮食，湿渍便溏，小溲短赤，脉细，苔白等。这是脾虚不摄引起，笔者使用时常加灶心土一味，以助摄纳大便，可治久年便频水泻等脾气虚惫之疾。

4. 主要用药

白术 12g，泽泻 15g，猪苓 12g，茯苓 15g，灶心土 120g（煎汤代水）。

5. 药物作用

白术健脾止泻；猪苓、泽泻利小便以实大便；茯苓利湿健脾。本方是从利小便以去除水湿，使大便里的水分减少，以达到正常成形而排出。

6. 加减法

（1）飧泻完谷：加熟附片 12g，炮姜 6g，以助阳化物。

（2）滑利不禁：加诃子肉 15g，炙粟壳 10g，以固涩大便。

7. 鉴别诊治

本病腹泻，当与伤食引起的腹泻，大便酸腐臭秽相区别，若便酸臭，气味甚重，吞酸嗳腐则应以消食为主。

主症二　阵作痛泻，先腹痛后作腹泻，循环往复，一日多次，查无实质病变，故一称功能性腹泻

1. 症状分析

（1）阵作痛泻：一般认为是肝脾不和的表现，腹痛为肝有余，腹泻是脾不足。

（2）查无实质病变：是现代科学仪器查不见任何异常，不会发现病灶的一种腹泻。

2. 主要治法

抑肝扶脾。

抑肝所以治阵作腹痛，扶脾乃能止腹泻，此乃调和肝脾之道。

3. 主要用方

痛泻要方。

本方原名"白术芍药散"，刘草窗改成现名，对刘草窗其人，查无史迹。《丹溪心法》中有方名记载。

4. 主要用药

陈皮 9g，芍药 15g，防风 10g，白术 12g。

5. 药物作用

本方用芍药主要是平肝缓痛的作用，因本病的重点在腹痛，腹不痛则没有腹泻的发生。古代用芍药，一般不分赤白，统名芍药，大致在唐宋以后才有赤芍、白芍之分，以赤芍行瘀活血，而白芍则以和血敛阴止痛用之。近年我走访中药商市，据药商云：现在的赤芍、白芍基本上不是以它们的开花红白来分，一般肥而大者为白芍，瘦而小者则为赤芍。白芍的售价一般要高出赤芍数倍以上，故笔者在临床上常以使用赤芍为多，事实也是如此。痛是由"不通"引起，赤芍之行瘀血不是就能去痛吗？这与白芍的止痛有何不同？这个定论，要请药理、药化等方面学者深入研究，笔者力不从心，无能作结。

方中的白术有燥湿健脾的作用，燥湿就能减少肠间的水分，使肠的消化吸收

增强，而除腹泻；防风有解痉舒挛之效，对本病阵作痛泻估计是起重要作用的；陈皮理气和胃，胃与脾是"表里"的关系，脾胃调和，痛泻可已。

6. 加减法

胃酸过多，烧心吐酸，舌质红绛者加吴茱萸 3g，黄连 6g，以健胃制酸。

7. 鉴别诊治

本病须与寒湿痛泻相区分，因寒湿痛泻一般痛与泻不是联系如此紧密。另外要与湿热在肠相区分，后者亦有腹痛与腹泻，一般湿热痛泻大便多溏滞不爽，中多黏液，必须导滞清肠，以去肠垢。

主症三　烧心吐酸，厌酸甜食饮，痛泻阵作，舌质光红

1. 症状分析

（1）烧心吐酸，厌酸甜食饮：这是胃酸过多的象征。
（2）痛泻阵作：当为胃酸刺激肠壁引起。
（3）舌质光红：是肝经郁火所致，古谓"肝经郁火吐吞酸"，意即指此。

2. 主要治法

健胃制酸。
因腹痛腹泻，均由胃酸过多引起，故治须制酸健胃。

3. 主要用方

戊己丸加味。
戊己丸即左金丸加芍药而成。本方出自《太平圣惠方》。左金丸当是治肝经郁火所致烧心吐酸的主要方剂，加芍药后对治疗火郁热泻效果较好，特别是胃酸过多引起的腹泻窘急，用之甚效。

4. 主要用药

黄连 8g，吴茱萸 4g，赤芍 30g。

5. 药物作用

黄连清泻胃肠及肝胆之火；吴萸温肝，反佐黄连以成杠杆平衡之用；赤芍凉血清肝，使肝火不致继续犯胃，而致胃酸过剩，吐酸烧心。

6. 加减法

（1）若兼腹痛即泻，可合痛泻要方同用。

（2）吐酸烧心严重者，可加煅瓦楞子 30g，以加重制酸。

（3）若周身有寒象者，可加重吴茱萸用量，使之超过黄连用量，仿倒左金之意。

7. 鉴别诊治

本病舌质光红无苔，当与外感热病之热入营血之舌绛无苔相区别。因营血之热，其先决条件为热病，而本病一般不发热，属杂病范围。

主症四　矢气带有粪便

1. 症状分析

便随矢气而出，是肛门摄便无权的又一种表现。

2. 主要治法

固肠涩便。

固肠则大便不能轻易而出，涩便则大便不能随矢气而出。

3. 主要用方

诃黎勒散加味。

诃黎勒散，出在《金匮要略·呕吐哕下利病脉证治》，原文谓："气利，诃黎勒散主之。"

4. 主要用药

诃子 30g，煅牡蛎 30g。

5. 药物作用

（1）诃子旧说为涩肠固摄药，今人研究其有广谱抗菌作用。

（2）煅牡蛎的止泻、止汗、固精、制酸等作用均较好。

6. 加减法

下利滑泻无度，或见脱肛者加炙粟壳 10g 以固肠止脱，但本药属毒品范围，不能大量使用或久用，防其中毒或成瘾。

7. 鉴别诊治

（1）病有时痢赤白肠垢，属于赤白痢者禁用，避免闭门留寇也。

（2）本方一般用于久病虚人，矢气带粪，若急性热病，虽有泻利频繁，亦宜禁用。

主症五　久泻滑泻，完谷不化，形寒畏冷

1. 症状分析

（1）久泻滑泻：久泻至于滑泻，这是营养得不到吸收，身体热量得不到产生，阳气虚乏，不能固密，故而滑泻不禁。

（2）完谷不化：人身气化，即周身各种物质的转化，端赖热能的煦化，热量不足，故食物不能腐化而引起变化作用，因而完谷不化。

（3）形寒畏冷：这是阳气和热量产生不够，经常不能抗御低于体温的自然气候，故形寒畏冷。这在中医叫作"阳虚则外寒"。

本病内为中寒阳气不足，外有阳虚不能卫外，实际上是内外皆寒的虚寒证，但久泻滑泻和完谷不化毕竟是以里寒为主，故治疗以温补脾肾，回阳固摄为主。

2. 主要治法

温补脾肾。

补脾则脾运化水湿和运化水谷的功能健旺，温肾则沉寒去而气化功能得以恢复。

3. 主要用方

附子理中丸合四神丸。

附子理中丸出自《和剂局方》，以理中丸温理脾阳，治脾胃虚寒，吐利腹痛等症，加附子回阳救逆，对由脾阳虚急吐泻腹痛而转致四肢逆冷之脾肾阳虚常为有效。合四神丸《证治准绳》方，暖脾固肾，固肠止泻，是治疗五更痛泻的主要用方。二方合剂是治疗脾虚及肾，久泻阳耗的重要方剂。

4. 主要用药

熟附片 15g，焦白术 15g，炮姜 6g，党参 12g，炙甘草 9g，补骨脂 10g，吴茱萸 10g，肉豆蔻 10g，五味子 10g。

5. 药物作用

本方用熟附片温肾救逆，以回阳救逆；炮姜温脾止泻以固脾阳；白术燥湿健脾以除湿止泻；党参、炙甘草补脾益气以畅脾神；补骨脂温肾固脱以止久泻；吴萸温肝燥湿以治寒泻；肉豆蔻涩肠止泻；五味子固涩止泻，共成温摄固涩之功。

6. 加减法

久泻不禁，加灶心土 120g（煎汤代水）以助温摄。

7. 鉴别诊断

久泻肠垢不爽，腹痛里急者慎用，因病属大肠，非脾肾虚寒之类，六腑之病，以通为主。

主症六　久泻脱肛，滑脱不禁，畏寒喜温

1. 症状分析

（1）久泻脱肛：是正气虚急下陷，不能升举肛门所致。

（2）滑脱不禁，畏寒喜温：是阳气不固，不能摄纳大便和屏障周身，卫护机体所造成。

2. 主要治法

补正摄便。

脱肛由于正气不举，故须补正；久泻导致正气耗失，故须摄便。

3. 主要用方

养脏汤加减。

本方原名"真人养脏汤"，因"真人"之论，倡自道学，吾医不能混入教门，故去之。肛门处大肠末端，隶属六腑范畴，但肛门不举，乃因正气虚急造成，正气宜藏而不泻，责在五脏。此亦腑虚治脏之意，故方名养脏，实乃养腑治大肠，突出的是脏腑表里的重要意义。

4. 主要用药

炒党参 12g，炒白芍 15g，焦白术 12g，炙甘草 10g，炒当归 15g，上肉桂 3g，炙粟壳 10g，诃子肉 15g，肉豆蔻 10g，广木香 6g。

5. 药物作用

本方用党参、白术、甘草补气健脾而升举肛门；白芍、当归养血而助长正气；诃子、炙粟壳、肉豆蔻固涩大便；肉桂厚肠止泻；木香行气助开作为反佐药以相反相成，防其涩补而引起其他副作用。

6. 加减法

便次过多，可加灶心土 120g，禹余粮 15g，赤石脂 15g，煅牡蛎 30g，任选一、二、三种煎汤代水，以加强固摄大便的作用。

7.鉴别诊治

（1）时痢赤白，亦有便频脱肛等症状，但时痢新得，且有腹痛里急等症，不像本病之久泻正虚，有寒象之虚证。

（2）久痢下脓血，虚寒症状毕呈者，同时可以投用此方，不必顾忌。

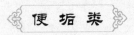
便 垢 类

这类疾病，基本上都是大便中杂有黏液，便时不爽，状如鼻涕，色黄或白，都是由湿浊酿成，一名肠垢。端由结肠炎症引起，亦称湿热积滞。

主症一 便垢不爽，后重气滞

1.症状分析

（1）便垢不爽，是湿热在肠道（大肠）引起。

（2）后重即肛门坠胀，气滞乃肛肠部经常如有气聚，大便与矢气均不能解除。驱除亦非易举，有迁延至数十年者。

2.主要治法

清理大肠湿热。

湿热在于大肠，既不能峻药猛攻，猛攻则阳气伤而湿反滞留不去；又不能渗湿利尿，利尿则湿愈滞而胶着难行。古有枳实导滞、木香导滞等方，用之均嫌其峻，服后病人出现腹痛等不良反应，且除病未必务尽。笔者从治肠痈之大黄牡丹皮汤中悟出清肠导滞一法，其要在于不用硝黄等猛攻之药，而加消肠炎除肠垢类药，果然肠热清而垢浊除，病除而甚少痛苦。

3.主要用方

清理肠道方（自制）。

本方主要以清肠热，除湿浊入手，从黄芩汤、牡丹皮汤、薏苡附子败酱散和民间单方草药中挑选出适合本病药物，成为清理肠道湿热治结肠炎的主要用方。

4.主要用药

小条芩 12g，赤芍 30g，丹皮 15g，桃仁 12g，生苡仁 30g，冬瓜子 30g，马齿苋 30g，败酱草 30g。

5. 药物作用

条芩清肺与大肠之热；赤芍、丹皮凉血活血而行垢浊；桃仁破血行瘀而利肺肠；苡仁、冬瓜子祛湿除垢而清利大肠与肺；马齿苋是民间草药，有清肠治痢之功，故笔者移用于此；败酱草乃清肠热解毒排脓药物，古人于肠痈已溃时用之。

6. 加减法

（1）里急后重甚者，加槟榔 15g，木香 6g，以行气导滞。
（2）湿热甚者，加青蒿 15g，佩兰 15g，以清热化湿。

7. 鉴别诊治

（1）寒湿在肠，在稀粪中亦可见白色肠垢，但泻下甚爽，不为滞下。
（2）在时痢中有白痢，便下粪少垢多，秽臭甚，常伴发热、腹痛，与本病之基本不发热、腹痛轻微者不同。

主症二　反复发作腹痛，便垢不爽，经结肠镜检查诊断为溃疡性结肠炎或急慢性痢疾者

1. 病症分析

腹痛便垢不爽反复发作，一般由结肠炎症引起，如曾患过急慢性痢疾，即可怀疑为溃疡性结肠炎。结肠镜检查为诊断溃疡性结肠炎的可靠依据。

2. 主要治法

清肠消溃。

结肠部有溃疡存在，必然引起肠道局部炎症，故消炎清肠是不能或缺的，至于消溃则一般可包括敛口生肌在内。

3. 主要用方

河间诃子饮加减。

河间诃子饮是金元四大家之一的刘守真所创，守真一名完素，河北河间人，故后人尊为"刘河间"。他平生著作颇丰，有《刘完素医学六书》问世。诃子饮不过是其中的一首名方，其方以固涩养正为主，平稳可恃，可以久用。

4. 主要用药

诃子肉 15g，甘草 10g，黄连 6g，白术 12g，白芍 15g，苡仁 30g，广木香 6g。

5. 药物作用

诃子肉古来一直认为是收敛固肠药，根据现代研究，本品有"广谱抗菌"作用，故可用于急慢性"炎症"，起解毒消炎作用，不必顾忌其"闭门留寇"；黄连苦燥湿，寒清热，本方用以清湿热，除肠垢；甘草、芍药缓痛和血，以治由结肠炎引起的腹痛；白术、苡仁清肠燥湿，以除肠垢之源；木香理气行滞而除后重滞气。

6. 加减法

（1）肛门坠胀甚者，加槐角 15g，地榆 15g，以凉血清肠。
（2）后重气滞甚者，加槟榔 15g，以下气除肛胀。

7. 鉴别诊治

（1）大便爽利，无肠垢者慎用。
（2）纯利肠垢，无粪便者慎用。

主症三　便滞不行，胸脘闷胀

1. 症状分析

（1）大便黏滞：乃湿浊阻滞大肠，非燥结可比。
（2）胸脘闷胀：是湿浊不降，清阳不升，停滞在中焦不化的现象。

2. 主要治法

导浊宣清。
导浊者是引导湿浊从大肠下泄，不致使大便黏滞不行；宣清者，是使清气上升，驱迫湿浊，使胸脘畅通而不致闷胀。

3. 主要用方

宣清导浊汤加味。
本方出自《温病条辨》，吴鞠通用治"湿邪弥漫三焦，神昏窍阻，少腹硬满，大便不下"，特别是重在下焦，湿阻大肠，使大便日久不行，但病非燥实，不可峻攻，使燥热去而湿浊则留连不去，反滋他变。

4. 主要用药

猪苓 10g，茯苓 10g，寒水石 15g，蚕沙 30g（包），酥炙皂荚子 10g（同包），枳壳 9g，厚朴 12g，槟榔 15g。

5. 药物作用

猪苓、茯苓渗利湿浊；寒水石清降湿热；皂荚子消痰通便；蚕沙燥湿化浊；枳壳除湿消胀行气；厚朴燥湿除满；槟榔下气除后重气滞。

6. 加减法

如大便日久不行，加大黄 5g（后下）；胃呆不饥不纳，加龙胆草 2g。

7. 鉴别诊治

（1）大便干燥，有矢气，此为燥屎，宜润肠通便，如增液承气汤等。
（2）痰热便闭，失眠昏乱，宜除痰降火，如礞石滚痰丸等。

主症四　大便白垢，甚爽，中不夹带粪便

1. 症状分析

（1）大便白垢，甚爽：这说明所便不是因秽湿在肠所引起。
（2）便中不带粪便：此乃"热结旁流"之象，实即燥屎结在距肛门较远的部位，可能是直肠上端，而此白垢乃从燥屎以下分泌的肠液。

2. 主要治法

急下燥粪。

大便中必有糟粕，今但便白垢，则说明此便非粪便也，乃燥屎结于距肛门较远之直肠上端，吸灼肠道水津，使燥屎不能润下，古谓"无水舟停"者是也。故必须"急下"，以保存肠道的水津，而使大便得以润下。至于所便白垢，则在燥屎以下，尚有一段空洞无物的"空肠"，由于燥屎闭结，肠道的热温必然增加，古人叫它"釜底添薪"，又增加直肠部位的肠液分泌，故而在燥屎以下的直肠部位，可有大量的水分停蓄，从肛门排出，此为白垢，见此不带粪便之白垢，一般即可认为燥屎内停，当施急下。古人谓"热结旁流"者，认为这种白垢和水，是从"燥屎"旁边流下的，其实不然，因为燥屎旁侧如果有垢浊水分存在则粪便当可顺流而下，哪里会结留肠间不去？故此"热结"是实，而"旁流"为非，附论于此，以咨明哲。

3. 主要用方

大承气汤。

大承气汤是仲景《伤寒论》上的方剂，它主治"痞""满""燥""实"兼全的大便不通，不过在临床上"痞"和"满"常常是分无可分，总的说是胃脘胀满，

胃脘胀满最多见者为湿滞阻气引起，故方中用枳实下气消痞，厚朴燥湿除满，而气行则湿浊自行，湿去则气机自利，故又是"异曲同工，相得益彰"。"实"者，即大便不通之谓，但大便不通有"湿滞"与"肠燥"之异，古人验"肠燥"与"湿滞"常以矢气之有无来分辨，一般"湿滞"肠道用了小量下气通肠的方药以后即不见矢气，而燥屎则可见矢气频传，故古人有"欲予大承气，先予小承气，得有矢气，方可再攻"，这是验证"燥屎"与"湿滞大肠"的原始方法，但见"纯利清水（包括白垢）"则不然，可以"但见一症便是"，见此症即为燥屎，即用急下，有燥方可用润下的药物——芒硝，才能成其为"急下"。

4. 主要用药

芒硝 9g，大黄 9g，厚朴 12g，枳实 10g。

5. 药物作用

芒硝入阴生水，能把身体其他部分的水分引入肠中以润滑肠道，通下大便；大黄攻通大便，以去肠实；枳实下气宽膨以消中焦痞胀；厚朴燥湿除满以除中满。

6. 加减法

（1）大便不燥，仅痞满者，去芒硝成小承气汤。

（2）大便干燥而无痞满症状者，用芒硝、大黄加甘草成调胃承气汤或合增液汤（玄参、麦冬、生地）成增液承气汤。

（3）病久正虚，加人参 10g 成新加黄龙汤。

7. 鉴别诊治

时疫霍乱剧吐利后，亦有纯便稀水，中无粪便者，当按疫病论治，不可妄行攻伐。

主症五　大便白垢，中无粪便，失眠乱梦，头痛神昏

1. 症状分析

（1）大便白垢，中无粪便：是有燥屎结于距肛门较远之直肠上端，已如前述。

（2）失眠乱梦，头痛神昏：是"痰厥头痛"的症状，为痰火内结，扰乱神明所致。

2. 主要治法

坠痰泻火。

痰为火热炼液所生，火热炎上，故痰乃上蒙灵窍，发为神昏，头痛等症，故坠痰必先泻火，泻火方能坠痰，痰坠火泻则神明安而狂乱乃定。

3. 主要用方

礞石滚痰丸（作汤）加减。

礞石滚痰丸始见于《丹溪心法附余》，为王隐君所创，而王之事迹无考。而此方对治疗郁火蒸痰，痰阻窍闭之狂乱实质上是一大创举，笔者屡用于临床，深得拉朽摧枯之效。

4. 主要用药

青礞石 30g（先下），大黄 6g，黄芩 12g，沉香末 2g（分冲），瓜蒌仁 12g，花槟榔 15g。

5. 药物作用

礞石坠痰安寐；大黄荡实泻火；黄芩清肺与大肠之热以助安眠；沉香降气火以安神定志（沉香伪劣品多，可以减去）；瓜蒌仁涤痰通便，以泻大肠热闭；槟榔下气使火随气降。

6. 加减法

（1）头痛：加白蒺藜 15g，钩藤 15g，以平肝熄风。

（2）抽搐：加芍药 30g，生甘草 10g，生苡仁 30g，木瓜 15g，以舒挛定痛。

7. 鉴别诊治

（1）狂躁不等于癫痫，癫痫发作猝然昏倒抽搐，一般脑电图有异常。

（2）狂躁不等于痴呆，痴呆属头脑不灵，一般不乱说乱动、打人骂人。

❀ 痢 疾 类 ❀

这类病以便脓血、腹痛、里急后重为主，痢下赤白脓血，病起急暴，或见寒热者，多为时痢；若迁延日久，痢下脓血清稀，里急后重甚至脱肛者，常为久痢；痢下赤水恶臭者，此为赤痢；痢下白冻，发热腹痛，里急后重者为白痢。一般时痢宜清通大肠，古有"痢无止法"之论，是针对"时痢"而言，而久痢则重在温涩，病在腑而治在脏，此脏腑表里关系的重要原则不可不知。

主症一　时痢赤白，寒热腹痛，里急后重

1. 症状分析

（1）时痢赤白：一般均为细菌痢，病起急速，有传染性，所便多赤白夹杂，即脓血便。

（2）寒热腹痛，里急后重：病开始时常有恶寒发热头痛等症状，腹痛便频，拉下不爽，时时欲便，每次便量极少，且伴肛门坠胀，一称后重。

2. 主要治法

通肠导滞。

通肠者，使大肠通利，通则不痛；导滞者，使湿浊得除，而脓血消除。

3. 主要用方

芍药汤加减。

本方出自金·刘完素《素问病机气宜保命集》。有谓此方系由仲景《伤寒论》中黄芩汤的加减，故又名"黄芩芍药汤或黄芩汤"，笔者认为不应以后人创作硬套于古方，故本治痢主方，功应归于刘氏。

4. 主要用药

赤白芍各 15g，条芩 12g，当归 15g，黄连 6g，槟榔 15g，广木香 6g，生甘草 10g，马齿苋 30g，败酱草 30g，川大黄 9g。

5. 加减法

（1）便次频繁、脓血多而粪便少者，加芒硝 9g（分冲），以助通肠荡垢。

（2）痢延较久，加上肉桂 3g，以厚肠止痢。

6. 鉴别诊治

（1）痢下清稀，迁延日久者，当属久痢，应考虑使用固涩，不能重用攻通。

（2）噤口毒痢，得食则呕，当用清热降胃，不可猛攻。

主症二　痢下白垢恶臭，发热腹痛，里急后重

1. 症状分析

（1）痢下白垢恶臭：是湿热蕴结大肠，重在气分，肠壁腐败，故生恶臭。

（2）发热腹痛，里急后重：是湿热腐肠，肠道气血壅滞，不通则痛，发有肿胀，故里急后重。

2. 主要治法

清肠燥湿。

湿热在肠，故须清肠，垢浊积滞，故须燥湿除垢，垢浊重在气分尚未损伤及血，故重在清气除湿。

3. 主要用方

白头翁汤加味。

白头翁汤出自《伤寒论》，其主治为"热利下重"。原文仅指出热利和"下重"即后重，并没有提出治疗"白利"。而凡属"痢疾"，不论其病属"赤痢"或"白痢"，同为湿热所造成，故同为热利（古无痢字，是后人从利字中分离出来的），笔者在临床工作中发现本方治疗"白痢"功效优于治赤痢或赤白痢，故即以之治疗白痢。

4. 主要用药

白头翁 15g，秦皮 15g，黄柏 15g，黄连 6g，马齿苋 30g，败酱草 30g。

5. 药物作用

白头翁苦以燥湿，寒以清肠；秦皮燥湿清热兼有收涩作用；黄柏燥湿坚阴；黄连解毒泻火清肠；马齿苋清肠解毒；败酱草解毒排脓，以清除由痢疾引起的脓毒恶垢。

6. 加减法

（1）后重严重，加槟榔 15g，广木香 6g，以导滞下气。

（2）纯痢白垢，为内有结粪，加大黄 9g（后下），芒硝 9g（分冲），以荡除燥屎。

7. 鉴别诊治

本病应与一般结肠炎或溃疡性结肠炎相区别，因本病发展急速，症状较重，并伴寒热身痛等症状，而一般结肠炎症则不会出现此等全身症状。

主症三　久痢积年累月，痢下清稀，里急后重，腹痛较轻，或有脱肛，便不禁

1. 症状分析

（1）久病积年累月，大肠虚惫可知。

（2）痢下清稀是久痢由湿热渐转寒湿。

（3）里急后重、腹痛乃是大肠积滞余症。

（4）脱肛或大便失禁大肠因久病而虚惫，阳虚不摄。

2. 主要治法

固摄大肠。

固摄大肠即寓温涩之意，盖阳虚不摄，必用温而始能固摄。大肠为六腑之一，按常规言，"六腑泻而不藏"，宜通宜泻，不宜用补，但本病久痢阳虚，已至脱肛不禁程度，其虚惫已非一般，故急宜温摄，此法是应虚症治脏之大法，大肠虚则补涩其相关的"脏"，本方是补肺脾以涩大肠的方剂，出自《太平惠民和剂局方》，方名养脏，实则养腑，知脏腑表里之意，腑虚治脏，其意自明。

3. 主要用方

真人养脏汤加减（一名"养脏汤""纯阳真人养脏汤"），方名似出道家，但无损于药效。养脏者，即以补养肺、脾、肾诸脏气而固涩大肠也。医者唯效是从，不能以辞害义，愿共勉之。

4. 主要用药

罂粟壳 10g，诃子肉 15g，肉豆蔻 10g，上肉桂 3g，广木香 6g，白术 12g，炒白芍 15g，党参 15g，炙甘草 10g。

5. 药物作用

罂粟壳定痛固肠，作为药物来说，疗效很好，但本品系有毒的麻醉药，是制作鸦片的原料，见效即止，不能久用；诃子敛肺涩肠，今知为广谱抗菌药；肉豆蔻理脾暖胃，涩肠下气；肉桂厚肠止泻痢；木香行气除后重；白芍和血除胀痛；党参、白术补气健脾，培补正元。

6. 加减法

（1）久痢滑泻，加用灶心土 120g，禹余粮、赤石脂各 15g，共煎汤代水，以助固涩。

（2）寒象明显，加炮姜 6g，温理脾阳蒸腾水湿以实大便。

7. 鉴别诊治

（1）痢疾初起，疫毒严重，亦有脱肛便频者，当知"痢无止法"之训，慎勿用涩使热毒稽留，闭门留寇。

（2）久痢久治无功，经便常规，可查出阿米巴原虫者，可用鸦胆子 10~15 粒，打碎去壳，用龙眼或米浆纸包吞，一次服毕，一周后再服一次。

第六节 便燥结类

本类疾病一般都是以大便干燥不解，或每次都需要用导法如"开塞露"之类的药使肛肠得润，大便方能得解，但下次便时仍复如此。此病一般不见发热，亦非热病以后见此。习惯性便秘则是指大便经常秘结且长久出现者。

主症一 大便燥结，食纳差，病延年久

1. 症状分析

（1）大便燥结，食纳差：大便燥结，腑气不能下泻则清气不升，故胃口不开，食纳差。

（2）病延年久：上症为浊气不降，清阳不升，病属常见。本症若延年日久，则为痼疾，当作远图，一面要健胃增强胃动力；一面使大肠润泽，大便不燥。

2. 主要治法

健胃润肠。

健胃者运用少量苦味药物，仿西医用苦味健胃法，使知饥能食，润肠者要使肠道润泽，大便能顺利下行。由于久病入络，当加入活血通络药。

3. 主要用方

胆黄健胃汤加味（自制）。

4. 主要用药

龙胆草 2g，川大黄 1g，桃仁 12g，赤芍 30g，当归 15g，芦荟 5g（米浆纸包吞，药汁送服）。

5. 药物作用

龙胆草、大黄，大量可泻肝通肠；小量则能健胃，使胃呆滞者灵活，不知饥者有饿感。桃仁、当归、赤芍活血破血，以生津润肠。芦荟大苦，润下通便。（按：芦荟极苦，为药中最苦者，可用于丸散，慎不可入煎剂，予病人以痛苦。）

6. 加减法

（1）肝郁气滞，加柴胡 10g，半夏 10g，黄芩 10g，以疏肝和胃。

（2）温温欲吐，加生姜 5g，以蠲饮降胃。

7. 鉴别诊治

（1）湿热积滞，亦有大便不行达 1 周或 10 日以上者，惟该病常伴脘闷头昏，大便黏滞，与本病之便燥结不同。

（2）伤于饮食亦有不饥厌食，但该病嗳腐吞酸，矢气恶臭，与本病便燥不同。

主症二　便燥肛裂，血流如射

1. 症状分析

大便干燥硬结，在通过肛门时发生肛裂，致血管破裂，血流如射，呈线状喷出。

2. 主要治法

润便止血。

大便干硬粗大，故须润便，肛裂出血故须止血，润便常须生津，止血须带凉血，故本方常寓凉血生津之意。

3. 主要用方

槐榆疗痔方（自制）。

4. 主要用药

地榆 15g，槐花 15g，桃仁 12g，川大黄 5g，生甘草 10g。

5. 药物作用

槐花凉血清热，能治肛肠出血；地榆止血清肠，与槐花合用，更显疗痔出血之功；桃仁破血逐瘀，行血以止血；大黄清泻血热以杜其血热妄行；生甘草清热润燥以缓血流而止血。

6. 加减法

（1）大便干粗甚者，可加芒硝 6g，以润肠软便。

（2）顽固不愈，有转肛肠科手术或药物治疗。

7. 鉴别诊治

出血晦暗，常为上消化道疾患，治属消化内科。血色鲜红，除一般肛肠疾患外，尚有肠风、脏毒诸变，当详察之。

主症三　老年便燥，头晕耳鸣

1.症状分析

（1）老年便燥：老年气血就衰，亦有未老先衰，血不荣津，津不润肠致肠道枯竭，无水舟停，大便不行。

（2）头晕耳鸣：血虚津乏，不荣头脑故见头晕；水津衰少，火热上浮故见耳鸣。

2.主要治法

滋液润肠。

滋液者是以养阴为主之药物，滋补津液；津液充足则能滋润大肠，通调大便，不必大举攻伐，反损津气。如内热闭结，则又当别论。

3.主要用方

五仁橘皮汤加减（自制）。

五仁橘皮汤出自《世医得效方·五仁丸》。笔者因取其速效，改陈皮为青皮，取其下气通便之力宏也；去松子仁，因药库经常不备；加天冬、生首乌、瓜蒌仁、炒决明子等以增强润肠养血之效。

4.主要用药

郁李仁 12g，桃仁 12g，杏仁 12g，柏子仁 12g，瓜蒌仁 12g，炒决明子 30g，天冬 15g，生首乌 30g，青皮 10g。

5.药物作用

郁李仁、桃仁、杏仁、柏子仁、瓜蒌仁润肠通便；炒决明子、天冬、生首乌清肝热，养阴血，通便；佐以青皮下气通便。

第七节　水肿类

这类病基本上都是以水肿为主。这类病其肿主要在头面与四肢，并开始即以头面部与四肢为主，且肿处按之凹陷，古人亦称水气。

本病可以是全身水肿，但也能是局部的，不能先由腹部胀满而后延及四肢头面，这是本病与鼓胀病的截然区分，不宜混淆。

主症一　风水肾炎，先由眼睑及头面浮肿，伴咽痛、寒热腰痛，尿检有红细胞、尿蛋白

1. 症状分析

（1）咽痛，并见寒热腰痛：这首先应考虑它是由咽部炎症，链球菌感染而引起的"变态反应病"——急性肾炎，中医称"风水"。

（2）尿检有红细胞、蛋白：急性肾炎的最后诊断，是尿检有红细胞、尿蛋白，因链球菌的变态反应，常常可以出现在肾，引起肾小球炎症，腰为肾之外府，故见腰痛，肾小球发生炎症，故见尿检有红、白细胞和尿蛋白。

2. 主要治法

消炎活血。

由于链球菌等的变态反应，已引起肾小球发炎，肾小球是滤过血液里面的污浊物质，并从而保存下营养物质的一种"过滤器"，由于肾小球的炎症，导致滤过障碍使该从肾脏排出的废水和钠等潴留体内，血容量增加，因而出现水肿和高血压。故而"消炎"才能使血液畅流，并消除症状。活血者，本病古称"风水"，有"血行风自灭"之论，故治风常先治血。从中医常理讲：血是必须活动的，不活动的血便为瘀血、死血，不但与人体无益，并成为有害物质而作为"病因"而出现，故本方能从活血祛瘀而达到"祛风"的目的，这就消除其"变态反应"的"数变"之风，标本同治。

3. 主要用方

加减益肾汤。

"益肾汤"是山西省中医研究院研制的成方，利用其原有的活血消炎原理，经过笔者加减后得以增强，收效甚好。不但以之治疗"风水肾炎"，并根据这一原理扩展至治疗与本病同源异流的"风劳"（风湿热），同样收到较为理想的效果。

4. 主要用药

赤芍 30g，当归 15g，川芎 15g，桃仁 12g，红花 9g，茺蔚子 30g，泽兰 15g，蒲公英 30g，地丁 30g，土茯苓 30g，茅根 30g。

5. 药物作用

赤芍、当归、川芎活血祛风；桃仁、红花破瘀生新而散血结；茺蔚子、泽兰行血而能消水；蒲公英、地丁、土茯苓清热解毒而消炎；茅根凉血而兼活血。

6. 加减法

（1）高血压，加夏枯草 15g，以降压消肿。

（2）腰痛甚，加牛膝 10g，以引药下行，活血舒筋缓痛。

（3）咽痛明显，加山豆根 10g（北豆根，如用广豆根即南豆根，应尽量减轻用量的 3/4 或 2/3，因广豆根有小毒，服后易致呕吐）。

7. 鉴别诊治

（1）心因性水肿，一般多先由脚肿开始，宜治心脏。

（2）贫血性水肿，治宜补益气血，均与肾脏无关。

主症二　缺铁性贫血引起的水肿，属营养不良引起的水肿之一，头目眩晕，心悸少气，面色不华，唇舌淡白，肢体困倦

1. 症状分析

（1）本病一般由身体对铁的吸收障碍所造成，由于血红蛋白，即红细胞减少，血液浓度低，水分高，故出现营养缺乏等症，发生水肿。

（2）头晕目眩，面色不华，心悸少气，唇舌淡白，肢体困倦等，都是由于血液稀薄，营养不良所造成。

2. 主要治法

补益气血。

病人贫血，特别是缺铁性贫血，需补铁和补益气血，血、铁上升，则水肿自退。

3. 主要用方

人参养荣汤加味。

本方出自《太平惠民和剂局方》，是由十全大补汤去川芎，加五味子而成。去川芎者是因为川芎活血多于补血，不利于补养；加五味子者，因五味子收敛气血，不使脱失。加味者加用铁剂，如硫酸亚铁、山东绿矾等含铁较高的药物，以直接补铁，实即补血。

4. 主要用药

黄芪 30g，党参 12g（因人参价昂，且据现代研究，升血红蛋白的作用，党参优于人参），白术 12g，茯苓 15g，炙甘草 9g，熟地 12g，白芍 15g，当归 15g，五味子 10g，肉桂 3g。另硫酸亚铁丸，每次 3~6g，每日 3 次，或以山东绿矾等量

以胶囊装，吞服。

5. 药物作用

黄芪、党参补脾益气（实即提升血红蛋白补血）；白术健脾燥湿，茯苓利水宁心，二药的主要作用为减低血内的水分，使血液浓度增加；炙甘草补脾益血；熟地补血养阴；白芍养阴和血；当归补血活血；五味子收敛气血，使不脱失；肉桂鼓舞气血运行，使补而不滞。

6. 加减法

脘闷加陈皮 10g，以行气健胃；便溏加煅牡蛎 30g，以固摄阴津。

7. 鉴别诊治

（1）血红蛋白尿，又名"酱油尿"，系红细胞破坏过多，亦可致贫血、水肿，非本方适用范围。

（2）再生障碍性贫血，系骨髓造血无能，非本方适用范围。

主症三　腰以下肿为主，恶寒身重，肢冷腰痛，苔白，脉细

1. 症状分析

（1）腰以下肿：常为病在里在下。

（2）恶寒身重，肢冷腰疼：表示肾阳虚惫，水气不化。

（3）苔白，脉细：乃阳虚内寒。

2. 主要治法

温补肾阳，气化水器。

中医认为肾阳是一身根本之阳，像人体的一个大锅炉，人体所有气化都赖此而发生，今肾阳虚惫，则饮入之水，不能化气布津，滋养诸躯百骸，然后变成汗、尿要等废水排出体外，故而发为水肿。故对本病治疗，温肾化水，使水气得到蒸腾，清者养生，浊者排泄，水肿自然消退。

3. 主要用方

济生肾气丸。

本方出自宋·严用和著《济生方》，系由《金匮》肾气丸加牛膝、车前子而成。方名"肾气"者，取其鼓动肾阳，蒸水化气，严氏于《金匮》肾气丸中，加牛膝、车前子，则下行利尿，治腰痛的作用更显。

4. 主要用药

熟地 12g，山药 15g，山萸肉 9g，丹皮 12g，泽泻 15g，茯苓 15g，上肉桂 3g，熟附片 15g，牛膝 10g，车前子（包）12g。

5. 药物作用

熟地、山药补脾肾，益精血；山萸肉补肝肾，涩精血；茯苓、泽泻健脾利水；附子、上肉桂补助肾阳，宣化水气；牛膝、车前子治腰痛，利小便。

6. 加减法

水肿甚者，加冬瓜皮 30g，以加强行水利尿；腰痛甚者，加蒲黄 10g，以活瘀去痛。

7. 鉴别诊治

（1）腰部疼痛明显，当为瘀血，非本方适用范围。

（2）水肿甚者，加冬瓜皮 30g，以利尿去水。

主症四　胫跗部肿，按之没指，脚跟不任地

1. 症状分析

（1）胫跗部肿，按之没指：胫跗在身体最下端，水湿得不到阳气充分气化，故下流胫跗，水聚肌表，故按之没指。

（2）脚跟不任地：是胫跗部肌骨受到水的困扰，形成损害，无力支撑一身重荷，故此病"软脚病"或"湿脚气"，严重时亦刻损及心脏，一名"脚气攻心"。其中机制，可参阅西医相关论述。

2. 主要治法

散湿行水。

水湿下注，形成浮肿，下部水肿，只有依靠阳气气化，使能化气升腾，重新游溢精气，为身体所用，然后通过汗、尿等排出体外，这就是散湿的作用。在下部的水肿，单靠散湿，究有未尽，故而，必须有行水药，为之后继，故本治法中结合一些下气行水及舒筋利湿药一起用，方显得更为全面可靠。

3. 主要用方

鸡鸣散（凉服）。

鸡鸣散，按古人经验是将药煮成后，放在室外暴露使凉，至五更鸡鸣时凉

服，目的是使方中的温散药不致因温而过早汗泄，下部的水湿反滞留不去，故取凉服之法，使在下之水湿能缓缓从升散中发出，湿性黏着难移故也。笔者在使用本方时不一定暴露，但使凉服而已，效亦可观。

4. 主要用药

苏叶 10g，吴茱萸 10g，桔梗 10g，生姜 6g，木瓜 15g，橘皮 9g，槟榔 12g。

5. 药物作用

苏叶、橘皮理气发汗，使水从汗泄；吴萸、生姜温散行水而散水肿；桔梗引药上行，使下水上散；木瓜利湿舒筋，而治胫跗酸痛；妙在槟榔下气，使水随气行，则不致滞留于下。

6. 加减法

（1）筋脉强急，加生苡仁 30g，以利水舒挛。
（2）小便不利，加大腹皮 15g，以行气消水。

7. 鉴别诊治

本病浮肿，常成为独脚胫跗，如见双脚胫跗皆肿，即当考虑其与心脏有关，须做心电图确诊，以免致"脚气冲心"，贻无穷尽。

主症五　局部肿大，按之有条索状硬痛

1. 症状分析

肿在局部，按之有条索状硬痛：本病常为深部静脉发炎。

2. 主要治法

活血消水。
本病主症为水肿，故需燥湿消水，按有硬痛，故需活血行瘀。

3. 主要用方

当归活血汤（自制）。
本方系笔者参考古人治"无脉病"的方法加减而成，燥湿而除肿胀，活血而去硬痛，重用当归养血又兼活血。

4. 主要用药

当归 60g，鸡血藤 30g，黄柏 15g，苍术 15g，生苡仁 30g，木瓜 15g，萆薢 15g，地丁 30g，皂角刺 30g。

5. 药物作用

当归、鸡血藤活血通络；黄柏、苍术燥湿消水；萆薢、苡仁、木瓜祛湿舒筋；地丁、皂刺解毒消炎。

6. 加减法

病在上肢，加姜黄 12g，以活血引经入上肢；病在下肢，加牛膝 10g，以引经活血入下肢；痛甚，加桃仁 12g，红花 9g，以祛瘀治痛。

7. 鉴别诊治

（1）脉管炎、脱疽，亦有腿肿，但其肿处皮色青黑，且趺阳脉不出。

（2）深部脓肿，亦有硬肿拒按，但一般兼有恶寒发热等"表证"，与本证迥异。

主症六 浮肿，肢凉，恶冷喜温，无汗少尿，脉细

1. 症状分析

水得温则化气布达全身，最后变成汗、尿排出体外，体温不加则气化不行，水泛全身，发为浮肿。脉细肢凉，恶冷喜温等一派阴寒现象，悉为中阳不振引起。

2. 主要治法

温阳化水。

温阳者即振奋体内阳气，特别是肾阳类似人体的一大锅炉水暖设备，水得温则气流布散，润养全身，废水发为汗、尿得以顺利排出体外，则不致停蓄体内，发为水肿。

3. 主要用方

消水圣愈汤加减。

本方出自清·陈修园《时方妙用》，即《金匮》桂枝汤去芍药加麻黄附子细辛汤，再加知母而成。主用温化消水，但同时又用了滋阴降火之品，以资反佐，相反相成，这是陈氏"衷于圣"之佳作。

4. 主要用药

桂枝 10g，炙甘草 10g，麻黄 6g，细辛 3g，熟附片 15g，生姜 5g，大枣 5 枚，知母 12g。

5. 药物作用

桂枝、附子壮肾阳,回心阳,以增强温水化气;麻黄、细辛使水从汗解;甘草、姜、枣辛甘化阳,以温养全身阳气;妙在知母一味,既控制余药助阳太过,反伤阴液,又能下水消肿,降火坚阴,在本方作"反佐"药用。

6. 加减法

(1)小便不利,加冬瓜皮 30g,车前子(包)12g,利尿消水。
(2)胃脘痞胀,加枳壳 10g,白术 12g,以燥湿健脾消水。

7. 鉴别诊治

(1)无明显阳虚寒象者,不能用此。
(2)肾炎尿常规化验中有尿蛋白、红细胞者慎用。
(3)营养状况差,釜底无薪,不能产热助燃者慎用。

第八节 鼓胀类

这类病主要是由肝病而腹胀大,故又称"肝腹胀",其中可包括:慢性迁延性肝炎、慢性活动性肝炎、早期肝硬化、晚期肝硬化等。因其病多与肝有关,故其辨证、辨病及治疗方药一般离不开治肝和治血(肝藏血)。

主症一 有肝病史或处肝炎活动期,腹胀、叩之为清音,与食饮无必然的联系

1. 症状分析

(1)有肝病史或处肝炎活动期:这说明本病与肝有关,否则极可能由胃肠道疾病或神经性官能症方面的疾病引起。
(2)腹胀、叩之为清音:清音又称空音,表示腹内中空无物,是有别于腹水的主要见症。
(3)与食饮无必然联系:因其病不在胃肠,故不是食饮后则腹胀,而饥时则无腹胀。

2. 主要治法

清肝开肺,利三焦水气通道。

清肝主要是清理肝脏的瘀热，是治本的原则，活血的大法；开肺是开利气水的上源，使气水就下而消腹胀。根据中医理论，三焦是气和水的通道，它上开口于肺，下达膀胱，气从肺（包括皮毛汗孔）出入，水从膀胱及汗腺，并包括呼出的水蒸气，排出体外，故开利三焦即开利气水出入之通道，而肝硬化早期的腹胀即三焦之气道不利，而晚期肝腹水乃水道之不通，而通利三焦实即使气和水排出体外，恢复机体正常的水液代谢的功能。

3. 主要用方

逍遥散加减。

本方由《局方》所载，主要作用为疏理气血，调肝脾，气血畅通则百骸不郁而有舒畅之感，故曰逍遥，此方对七情六欲之疾甚效，本病用之则取疏利气血为主。

4. 主要用药

柴胡 10g，当归 15g，赤芍 30g，红花 9g，生牡蛎（先下）30g，桃仁 15g，广郁金 15g，香附 15g，川楝子 15g，桔梗 10g，紫菀 10g，䗪虫 15g，枳壳 10g。

5. 药物作用

柴胡，疏肝理气，气行则血行，故理气即同时理血，本品又有理血作用；当归、赤芍、红花、桃仁行瘀活血，使肝血不瘀，气津畅行；又以香附行气中血津，郁金行血中气津；川楝子泻肝下气，总以疏肝解郁为主；桔梗开肺，宣通气水之上源；枳壳开泄降气水下流；紫菀润降肺气，使气水同归于下；䗪虫化久瘀，活肝血以通利三焦管道，使气道畅通兼行水气。

6. 加减法

（1）肝炎未罢，加公英 30g，虎杖 30g，以清热解毒。
（2）脾大明显，加鳖甲 30g，炮穿山甲片 30g，以消肿化积。
（3）大便干燥，加川大黄 10g。

主症二　独腹胀大，叩之为浊音或移动性浊音

1. 症状分析

（1）独腹胀大：是有别于心、肾等水肿。
（2）叩之为浊音或移动性浊音：均为腹水症状，证明肝硬化已发展至晚期。

2. 主要用方

己椒苈黄丸加味。

本方出自《金匮要略·水气病脉证并治》，原文指为"水流肠间，沥沥有声"，其实未必，总说它是有腹水，并且是较大的腹水。

3. 主要用药

葶苈子 10g，椒目 10g，汉防己 10g，川大黄 10g，柴胡 10g，赤芍 30g，当归 15g，桃仁 15g，丹参 30g，茺蔚子 30g，䗪虫 15g，水蛭 15g，泽兰 15g，鳖甲 30g，炮穿山甲片 10g。

4. 药物作用

防己有除风祛湿消水的作用；椒目、葶苈子下水降肺，使水从三焦下泻；大黄破瘀散结，通利三焦；柴胡疏肝行气，使肝气行而血活；当归、赤芍、桃仁、丹参、茺蔚子祛瘀活血，使肝血活而气行；䗪虫、水蛭化久瘀以活肝血；鳖甲、穿山甲软坚散结，软肝活血；泽兰行血又兼行水。

5. 加减法

舌质干红，肢体干瘦，则加龟甲 30g，阿胶珠 10g，天花粉 15g，以养阴扶正，滋液充血。

下篇　三十八首抓主症方

一、清解表热方（自制）——感冒发热伴上呼吸道炎症者

[**常见症状**]发热，不恶寒或微恶寒，头涨痛，口渴，鼻塞流涕，咳嗽，咽痛，舌边尖红，苔白或微黄，脉浮数。

[**病症分析**]本证基本上是卫分证，病邪重在皮毛的一种类型，其特征是发热重，上呼吸道感染引起的炎症明显，恶风寒和发热的比重，总的说是热重寒轻。

[**治法**]清解表热。

[**方药**]清解表热方（自制）。

桑白皮 9g，桑叶 9g，菊花 9g，黄芩 12g，山豆根 10g，鱼腥草 30g，生石膏 30g（先煎），枇杷叶 9g，芦根 30g。

[**方解**]本方实质上是桑菊饮、银翘散合方。温热之邪在表，亦须从皮毛开散。桑叶、菊花，既有开散皮毛、微发汗的作用，且性属凉润，力能散热，故常用于清解发热；桑白皮、黄芩能清泻肺与上焦之热；山豆根、鱼腥草，同为清热解毒之品，用以治上呼吸道感染，其作用似较金银花、连翘为优；生石膏本为解肌清热之药，但表热较甚时使用之，亦奏良效，因石膏能清肺热，而肺与皮毛相合；芦根、枇杷叶，宣肺润肺，以兼顾肺与皮毛之间的关系。

[**加减法**]咽痛甚者加桔梗 9g，牛蒡子 9g；咳嗽甚者加杏仁 9g；无汗恶寒者加荆芥 9g，薄荷 3g；身痛明显者加羌活 9g，紫苏 9g。

此方经多年使用，已列为笔者"抓主症"的常用方剂。凡感冒发热以及上呼吸道炎症明显者，即可用此。一般疗效甚捷。

[**按**]治风热外感，习有邪在皮毛与重在于肺之分，在典型病例上，确有可分与应分之必要，但在临床多数病人身上，常常是既有邪在皮毛之恶风发热，又有邪重在肺之咳嗽、咽痛、鼻塞等同时存在。见此，就不能再以皮毛与肺来区分，而是根据病情之相兼互见而选用桑菊、银翘之合剂。热重或久不能退者，则需加用石膏。方用之山豆根、鱼腥草二药（当时金银花、连翘较难购买，故用山豆根、鱼腥草代），乃循银花、连翘二药的药理作用而发展者。在使用过程中，又发现山豆根、鱼腥草用了较大量以后，其作用又远远超过了原来的银花、连翘，通过大量观察病人，发现其疗效一定程度上是有提高的，效果之快，亦远远超过原来的"银翘散"。

二、小柴胡汤——感冒寒热往来

[**常见症状**]寒后热作，热后汗出，频频嬗递，周而复始；甚者咽喉干痛，口苦胁痛，呕吐苦液；苔白，脉弦。

［**病症分析**］本病的寒热往来症状，基本符合于总论中伤寒少阳证。但因兼见咽痛等上呼吸道感染的症状，且兼热甚，则又不能悉同伤寒少阳证。

［**治法**］两解寒热。

［**方药**］小柴胡汤加减。

柴胡 9g，黄芩 15g，半夏 9g，生石膏 30g（先下），鱼腥草 30g，山豆根 9g，生姜 9g。

［**方解**］柴胡、黄芩，寒以清解少阳之热；半夏、生姜，温以发散少阳之寒；山豆根、鱼腥草，清热解毒，清上呼吸道之感染；生石膏解肌清热，保津生液。

［**加减法**］便实加大黄 9g。

此方经笔者多年临证使用，已列为笔者"抓主症"之方，凡感冒后寒热往来的热型出现即用此方，一般疗效甚捷。

［**按**］感冒一病，端由外邪侵入人体引起。治疗的第一要义，当使邪热有所开泄，给邪气外泄之路。故一般病中无汗者，给以开散发汗，以辛凉为主，夹寒者可以加用辛温，如荆芥、白芷、紫苏叶之类。热象已显，则重以辛凉，如金银花、连翘、桑叶、菊花，同时用薄荷、淡豆豉等，以资开散，使从皮毛出之。这是外邪的第一条出路，一名汗解法。若病中便实不通，则开肠通便，以苦寒泄降为主，寒热往来者，常用大柴胡汤加减，恶寒发热同见者，则取凉膈散意，往往大便一通，发热随减。这是在临床屡见不鲜者。若汗路、便路畅行无阻，就应考虑清热一法。清热解毒，古以金银花、连翘、板蓝根等为善剂，通过临床多年观察，发现鱼腥草、山豆根等对"上感"的作用，远胜前者。此外，夹湿浊者用黄芩、栀子，取其苦以燥湿；夹温燥者用石膏，取其甘寒凉润。一般纯以辛温之剂，增热助燃，大不利于"上感"而产生的炎症。故笔者用辛温汗剂，多在感冒恶寒明显，热不甚，咽不痛的条件下指投，如："上感"症状明显，则基本上不单用辛温。

三、麻杏石甘汤——肺热咳喘，痰不多者

［**常见症状**］高热微寒，咳嗽少痰，胸满口渴，苔薄白或黄，脉浮数，甚者呼吸有声。

［**病症分析**］本病基本是气分病温热在肺的内容之一，所不同的是气分病是无寒但热，而本病却有微寒，这表示卫分的症状未罢，而热重入于肺。由于卫分的恶寒未罢，故清解表热必须与宣降肺热同时进行。

［**治法**］宣降肺热。

［**方药**］麻杏石甘汤加味。

麻黄 9g，杏仁 9g，生石膏 30g（先煎），生甘草 6g，大青叶 15g，山豆根 9g，鱼腥草 30g。

[方解] 麻杏石甘汤宣降肺热，因有恶寒，表证未罢，故加鱼腥草、山豆根，清热解毒，合大青叶以加强清热解毒作用。

[加减法] 喘促甚者，可于本方内加入葶苈子 9g，桑白皮 15g，以降肺平喘。

通过多年来的临床使用，本方已基本上作为笔者"抓主症"的常用方之一，但凡外感热病，咳喘痰鸣而痰不甚多者，基本都是使用本方治疗，效果较为满意。

四、《千金》苇茎汤——咳吐脓血伴胸痛者

[常见症状] 发热咳嗽，胸痛，吐痰初为铁锈色，或为血痰，继则痰味变腥、变臭，吐出脓痰。

[病症分析] 本病基本上是总温热在肺的一个类型，由于温热动血，肺络已伤，故必须首先着眼于瘀血。古有"肺痈吐脓血"之说，大概指此。

[治法] 祛瘀清肺。

[方药]《千金》苇茎汤加味。

桃仁泥 9g，生薏苡仁 30g，冬瓜子 30g（打），芦根 30g，鱼腥草 30g，大青叶 30g。

[方解]《千金》苇茎汤祛瘀清肺排脓，加鱼腥草、大青叶清热解毒。

[加减法] 大量吐脓加桔梗 9g，生甘草 6g，以助排脓解毒。肺热甚加桑白皮 15g，地骨皮 15g，以清肺热。胸痛甚者加广郁金 9g，橘络 3g，以活瘀通络。

通过笔者多年来的临床应用，本方已列为笔者"抓主症"的常用方，凡外感热病，咳吐痰腥，引胸作痛者率多用之，效果良好。

五、清燥救肺汤——咳吐白沫不爽者

[常见症状] 咳喘无痰，咽喉干痛，或咳吐白沫不爽，咯血，脉虚数，舌红少苔。

[病症分析] 本病基本上是总论中温热在肺的一个类型，盖由温热之邪，灼伤肺津，因而引起。干咳喘而无痰，已属肺有燥热，若见吐白沫不爽，则为"肺痿"，是肺叶干枯，较之干咳喘无痰，其燥尤甚。

[治法] 清热润肺。

[方药] 清燥救肺汤。

[加减法] 咽痛明显，可加山豆根 10g。如咳喘阵发，可加僵蚕 6g，全蝎 6g，蜈蚣 2g，地龙 15g（以上任选一二味）以定风脱敏。

通过多年来临床使用，本方已作为笔者"抓主症"的常用方使用，凡外感热病或非发热为主的杂病，只要见有咳喘吐白沫不爽者，基本上都是使用本方进行治疗，一般能收到良好效果。

[**按**]（1）喻氏清燥救肺汤的问世，对肺燥咳喘投下了苦海的慈航，纠正了千古医坛将各沫作痰的弊端。喻氏在其"秋燥论"中，曾引用《素问·至真要大论》的"咳不止，而出白血者死（《素问》原文为：白血出者死）"。并即认为此"白血"乃"色浅红而似肉似肺者"由"燥气先伤华盖"引起。这一明若观火之论，足以补《金匮要略》所言肺痿主症："咳"与"口中反有浊唾涎沫"之不足。因肺痿所咳吐的白沫，是由无数小白泡组成，严重时可带浅红之色（一般多为纯白色），质轻而黏，故喻氏乃形容其为"似肉似肺"，考其所以"似肺"者，以白沫之泡与肺泡确有相似之处。较之"浊唾涎沫"有更为深刻与"形象化"之意义。这样就使"沫"之与"痰"更易分辨，"白血"一词，就基本上可以与白沫等同起来，更严格地区分痰之与沫，更明确痰是湿的产物，而沫则由燥所生。纠正千古医坛中一部分医工的痰沫不分或将沫作痰，将痰作沫的燥燥湿湿弊端。

（2）癌病是目前对人类生命构成威胁的重点病种之一，而肺癌则又是在癌病中较为多见的一种。肺癌晚期所见到的咳喘吐白沫症状固然很多，而在未发现肺癌时即首先出现咳喘吐白沫不爽的肺痿症状，亦大有人在。余临床使用清燥救肺汤有效的病人中，就有死于肺癌的。其一是由肺癌而出现咳喘吐白沫的，服喻氏清燥救肺汤得以消除症状达一年有余而后猝然又出现肺痿症状而死去。另外一例是通过服喻氏清燥救肺汤而消除了肺痿的症状，但时隔10年以上，又出现肺癌，死于肺癌。为此咳喘吐白沫不爽的肺痿症状，似乎与肺癌有点蛛丝马迹的联系。不过，症状的出现，总还是现象范畴，它不能代替本质，只能作为探求本质的一部分线索。因此要弄清这些问题，还必须依赖于科学实验。假使能通过科学实验而将肺痿吐白沫的问题弄清楚，把喻氏清燥救肺汤作用于肺痿甚至肺癌的机制搞清楚，则喻嘉言对中医学的贡献，就可能更为光大。

六、三甲复脉汤——温热入血，亡阴失水

[**常见症状**]肢体枯瘦，唇舌干瘦，昏沉嗜睡，齿鼻积垢，颊红肢厥，或见手指蠕动，脉微细，或呓语。

[**病症分析**]①肢体枯瘦，唇舌干瘦，昏沉嗜睡，齿鼻积垢：是全身水液枯竭的征象，即亡阴失水。

②颊红肢厥：颊红是水竭于下（肾水），阳浮于上，是阴阳水火离决不济之象，肢厥是由于津枯血少，不能荣于四末所引起。

③手指蠕动：是津血虚极，不能养筋，虚风内动。总之，本病基本上合于

温热病在血分中的一个类型。温热耗阴，五液待涸，在湿热化燥病中，属于常见之证。

[**治法**] 滋阴潜阳。

[**方药**] 三甲复脉汤加减。

[**方解**] 本方用三甲潜阳，复脉汤滋阴，对阴竭于下，阳浮于上者，用之甚为得宜。

[**加减法**] 如肢端抽动，内动虚风者，可于本方加鸡子黄一枚（生冲），五味子 10g，则此方即成大定风珠，治虚风为有效。

经过笔者多年临床使用，本方已成为笔者"抓主症"的常用方。凡有亡阴失水，唇舌干缩，肢体枯瘦等症状发现，不论其为内伤外感，均可用此，有一部分可以火降水升，恢复健康，亦有病情顽恶，不能治愈，但暂时亦能改善症状。当然在危重病人中，亦有无效的。

七、小青龙汤加味——痰多清稀，咳吐甚爽，倚息不能平卧者

[**常见症状**] 喘哮突然发作，全身怕冷，脊背发凉，口干不欲饮，咳吐稀痰量多甚爽，或为水泡痰，面色青晦，苔白滑，脉弦滑。

[**治法**] 温化水饮。

[**方药**] 小青龙汤加味。

麻黄 9g，桂枝 9g，半夏 9g，细辛 6g，五味子 9g，干姜 6g，白芍 9g，甘草 6g，生石膏 30g（先煎）。

[**方解**] 麻黄、桂枝，散寒平喘；细辛、干姜，温中消除痰饮；甘草缓和诸药的辛燥作用；石膏配合温药以降肺平喘；半夏降气化痰，五味子收敛肺气止喘，白芍配桂枝调和营卫。

[**加减法**] 胸闷加白芥子 9g（炒），莱菔子 12g（炒）。

经笔者多年临床反复使用，现本方已作为笔者的"抓主症"的常用方剂，凡喘咳痰多清稀，或咳吐水泡痰甚爽者，均可用此，效果良好。

八、四神丸合附子理中汤加味——脾肾阳虚之慢性肠炎

[**常见症状**] 久泻不止，便中完谷不化，腹痛肠鸣，喜温恶冷，腰酸肢冷，或见五更泻利，苔白，脉沉细。

[**病症分析**] ①久泻不止，便中完谷不化："暴泻属脾，久泻属肾"，故久泻常由脾阳虚而致肾阳虚，肾阳即元阳，为全身根本之阳，此阳一虚，则全身各处之阳，无不悉虚，便完谷是肾阳不能蒸化水谷的一个重要见症。

②腹痛肠鸣，喜温恶冷，腰酸肢冷，五更泻利：此等症状，均为脾肾阳虚，

阴寒内盛所引起的"阴无阳无以化"的见症。阴寒凝聚，阳气受阻，气血流通不畅，故见腹痛肠鸣、喜温恶冷；腰为肾之外府，肾阳已虚，故见腰酸肢冷；五更即平旦天明，此时日出阳回，阴霾应即消散，但肾阳虚乃沉寒积冷，不能因天阳而即消除，故此时阴阳搏斗，乃出现腹痛泄泻症状。五更泻是肾阳虚的突出表现之一，一般病非阳热，即应从温肾论治。

［**治法**］补脾温肾。

［**方药**］四神丸合附子理中汤加味。

破故纸（补骨脂）9g，吴茱萸 9g，肉豆蔻 9g，五味子 9g，熟附片 15g，炮姜 9g，党参 9g，白术 9g，炙甘草 9g，灶心土 120g（煎汤代水）。

［**方解**］熟附子（熟附片）、破故纸（补骨脂），壮肾阳以补脾气；吴茱萸、炮姜、肉豆蔻温脾胃以襄运化；党参、白术、炙甘草，补脾益气；五味子敛肺滋肾，涩精止泻；灶心土温涩止泻。

［**加减法**］腹胀加焦三仙各 9g，以消食助运。

此方乃笔者治久泻之临床常用方剂，已列为"抓主症"之方，凡久泻而见完谷不化者，率多用此，效果良好，有热象明显者例外。

九、戊己丸加味——痛泻同时伴胃酸过多

［**常见症状**］腹痛便泻，以情绪波动时为甚，痛一阵，泻一阵，肛门灼热，吐酸、烧心、嘈杂，甚则可见下利完谷。舌绛无苔，脉弦数。

［**病症分析**］①腹痛便泻，以情绪波动时为甚，痛一阵，泻一阵：是病由肝气郁结所造成者居多，而肝气郁结，则气火风痰，相因而生，横于脾胃，更为多见，故本病虽命为肝脾不和，而肝脾不和之因，实多源于肝气郁结。

②肛门灼热：是气郁化火，火热下注于大肠，因而引起。

③吐酸、烧心、嘈杂：酸乃肝之味，胃酸过多，常由肝火犯胃引起，故有"肝经郁火吐吞酸"之说。烧心、嘈杂，均由胃酸过多引起。

④下利完谷：是火热下迫肠道，使水谷急下肛门，急则不能完成其受气取汁等的气化作用，故而使食入之物，不变原形，而成完谷不化。

［**治法**］泻肝和胃。

［**方药**］戊己丸加味。

黄连 9g，吴茱萸 3g，赤芍 15g，煅瓦楞子 30g（先煎）。

［**方解**］黄连泻火降胃，使火热不致迫便下行；吴茱萸温肝解郁，合黄连能健胃制酸；芍药平肝以和脾止泻；煅瓦楞子制酸并能止泻。

［**加减法**］本方可以与痛泻要方配合使用，二方同以治肝为主，一以健脾，一以和胃，如肝盛病伤脾胃，则以二方合用为宜。若泻下黏稠不爽，可改本方为

大柴胡汤加煅瓦楞子 30g 治之。

经过笔者数十年之临床反复实践，现本方已作为笔者临床常用的"抓主症"方之一。凡见痛泻而同时伴胃酸过多者，率皆用此，效果良好。

十、清理肠道方（自制）——便垢不爽

[**常见症状**] 便肠垢不爽，日三四行，或更多次，腹痛不甚，肠鸣后重，苔腻而黄，脉弦细。

[**病症分析**] ①便肠垢不爽：是湿热停蓄于大肠的表现，其最常见者为结肠炎。

②腹痛不甚，肠鸣后重：是湿热在肠，虽已引起气滞，但血瘀未甚，故多见肠鸣后重，而腹痛不甚，盖气滞的主要见症为胀满感，而血瘀则主要为痛感也。

[**治法**] 清理肠道。

[**方药**] 清理肠道方（自制）。

桃仁 9g，杏仁 9g，生薏仁 30g，冬瓜子（打）30g，黄芩 15g，赤芍 15g，马齿苋 30g，败酱草 30g。

[**方解**] 桃仁、杏仁，开利肺与大肠之气血；生薏苡仁、冬瓜子、黄芩，入肺与大肠而燥湿清热；赤芍行血则便脓自愈；马齿苋、败酱草清大肠之热而解毒。

[**加减法**] 寒象明显，腹有痛感，可加肉桂 2.5g，取其厚肠止泻，特别病久者宜之。

经过笔者多年反复使用，现本方已作为笔者在临床经常使用的"抓主症"方之一。凡便垢而不爽者，率先用此，效果良好。

十一、茵陈蒿汤加味——阳黄初期，大便干燥者

[**常见症状**] 身目黄色鲜明，发热口渴，小便短赤，大便干结，心中烦热、嘈杂，或见烧心、如啖蒜状，吐酸，苔黄腻，脉弦数。

[**病症分析**] ①身目黄色鲜明，是阳黄见症，黄疸初起，正气未虚，多见此证。

②发热口渴，小便短赤，大便干结，心中烦热，是实热之证。

③嘈杂，或见烧心、吐酸，如啖蒜状，是由肝经郁热而致的胃酸过多引起。

[**治法**] 泻热利湿。

[**方药**] 茵陈蒿汤加味。

茵陈 30g，栀子 9g，黄柏 15g，大黄 9g，大青叶 30g，川金钱草 60g。

[**方解**] 茵陈、川金钱草，利湿退黄；栀子、黄柏，清热燥湿；大黄泻郁热；大青叶清热解毒。

[**加减法**] 心烦加淡豆豉 9g；大便不通加芒硝 9g（分冲）；寒热口苦加柴胡 9g，黄芩 9g，半夏 9g；胁痛甚者加郁金 9g，赤芍 20g；烧心、吐酸或嘈杂者，加煅瓦楞子 30g。

此方是笔者的抓主症之方，见阳黄初起，大便干燥即用此方，退黄效果甚好。

十二、大柴胡汤加减——胆道疾病

[**常见症状**] 身目俱黄，右胁胀痛拒按，上引肩背，脘腹胀满，大便干结，苔黄腻，脉弦数。

[**病症分析**] ①身目俱黄，右胁胀痛拒按，上引肩背：胆有贮藏胆汁和排泄胆汁、帮助消化的作用，胆病则胆汁逆入肝所藏的血中，随心脉周流全身，故见身目俱黄；胆附于肝，故其部位亦在右胁，其不同于肝痛者，则以胆病之痛，常上引右肩背，具体原因待研究。

②脘腹胀满，大便干结：是肝胆湿热，停结胃肠，因而造成，这也是肝脏与脾胃关系所造成的，干于脾则便泻，干于胃肠则大便闭结不通。

[**治法**] 疏肝利胆。

[**方药**] 大柴胡汤加减。

柴胡 15g，赤芍 15g，黄芩 15g，半夏 9g，枳壳 9g，大黄 9g（后下），茵陈 30g，郁金 9g，川金钱草 60g，蒲公英 30g，瓜蒌 30g。

[**方解**] 本方用大柴胡汤清肝胆之郁阻；茵陈、郁金、川金钱草利湿开郁退黄；蒲公英清热解毒；瓜蒌除痰利便。

[**加减法**] 胆结石加鸡内金 9g，芒硝 9g，以消坚化石；胆道感染加五味子 9g，山豆根 10g，以解毒；胆囊炎加生牡蛎 30g，以软坚消肿。

本方经过笔者多年临床使用，目前已成为笔者抓主症的临床常用方，但凡胆道疾病，如胆囊炎、胆结石、胆道感染等病，悉以本方为主进行治疗，效果良好。

十三、化瘀通气方（自制）——肝性腹胀

[**常见症状**] 胁腹胀痛较久，继发腹部胀满，不以饥饱为增减，一般晚间为重，渐变腹部膨大，击之如鼓，无移动性浊音，有两胁积块（肝脾大），舌苔一般不厚，脉弦。

［**病症分析**］①胁腹胀痛较久，继发腹部胀满，不以饥饱为增减，一般以晚间为重：气鼓常由肝炎（包括中毒性肝炎）继发，在肝炎期间，即以胁腹胀痛为常见症状，痛有定处，常为瘀血征象，由血瘀而转致气滞，则可见腹部胀满，乃"气滞则胀"之意。由于此种气滞，并非出自胃肠，故其腹胀不以饥饱为增减，即食前亦有腹胀之感，其病在脏在阴，故其见证常以夜间为甚。

②渐见腹部膨大，击之如鼓，无移动性浊音，有两胁积块：气胀之始，因病情尚浅，故但胀不膨；迨积之既久，病情日深，则可以由腹胀而转为腹膨大；其击之如鼓，无移动性浊音，乃指其膨胀者仍为气聚，未至水停阶段，在此期间，中医一般称为"气鼓"。

③有两胁积块：此时一般都有肝脾大。

［**治法**］化瘀软坚，开利三焦。

［**方药**］化瘀通气方（自制）。

柴胡 9g，赤芍 15g，丹参 15g，当归 15g，生牡蛎 30g（先下），广郁金 9g，川楝子 12g，桃仁 9g，红花 9g，桔梗 9g，紫菀 9g，土鳖虫（䗪虫）9g。

［**方解**］柴胡、当归、丹参、赤芍、郁金、川楝子、桃仁、红花，舒肝理血；桔梗、紫菀，开肺气、利三焦以开气道，消腹胀；牡蛎软坚消肿；土鳖虫（䗪虫）化久瘀，消积块。

此方乃笔者经过多年实践，并经常在临床使用的"抓主症"方之一，凡病肝炎而后见腹胀为主症的，一般均率先使用此方，有时病人未发现有肝炎病史，而腹胀顽固，诸药不效者，亦可用此方治之，盖有一部分"隐性肝炎"，症状既不明显，体检又不及时，俟积之既久，则"肝性腹胀"既已形成，而检查肝功，则又可以处于正常值的范围之内，似此，则同样可以用此方，且常收可喜疗效。

十四、化瘀通气排水方（自制）——肝病腹水

［**常见症状**］腹大如鼓，胸胁胀满，其病多由气鼓积渐而来，腹中水渍，转侧有声，鼓之则移动性浊音明显，下肢可见水肿，面色萎黄，小便短少，大便时干，脉细数。

［**病症分析**］①腹大如鼓，胸胁胀满：其病多由气鼓渐积而来。

②腹中水渍，转侧有声，叩之移动性浊音明显：这是肝硬化腹水期的典型症状，一般都是由先气滞而后见水停。其转侧有声，叩之则移动性浊音明显，均系腹水的证候。

③下肢可见水肿：亦由静脉回流障碍引起。

④面色萎黄，小便短少，大便时干：气血大虚，故见面色萎黄，由于门静脉

高压，血中物质多从静脉壁漏入腹腔，非一般水气互化的气化作用所能及，故见膀胱三焦的气化不利而小便短少，水津不能润肠而大便反干。

［**治法**］化瘀软坚，开利三焦。

［**方药**］化瘀通气排水方（自制方，即化瘀通气方加川椒目、葶苈子各9g）。

［**方解**］化瘀通气方治气滞三焦之肝性腹胀，重在治血治气，今乃由血瘀气滞而造成水停，故必须加开利三焦而又能下水的药物，如川椒目、葶苈子等都具有这种作用。

［**加减法**］体虚加阿胶9g（烊化，冲服），便实加大黄9g。

经过多次使用，现本方亦已作为笔者在临床经常使用的"抓主症"之方，凡由气鼓而致之水鼓。腹水明显者，率先用此，效果似乎较之早年使用的健脾、利湿、攻下逐水等法为优。但因此病终系古来四大"实病"之一，不能用之即应，用西医观点说，肝功能的破坏，超过三分之二以上，即健康肝不足三分之一者，则肝的代偿作用已不足以完成对人体应起的作用，故挽救即较困难。然是否如此待考。

十五、八正散加味——泌尿系感染、尿道刺激症状明显或反复发生者

［**常见症状**］小便时阴中涩痛，或见寒热，尿黄赤而频，舌红苔黄脉数。

［**病症分析**］①小便时阴中涩痛，或见寒热：由于尿道出现红肿热痛等炎症病理，排尿时经过疮肿部位，故发疼痛，由于其阻碍排尿，故其痛多重在尿前；寒热是炎症面引起的全身症状。

②尿黄赤而频：病属湿热，故尿黄赤；尿道肿胀，排尿困难，故见尿频。

［**治法**］利水通淋。

［**方药**］八正散加味。

木通9g，车前子9g（包煎），萹蓄9g，大黄9g，滑石15g（包煎），甘草梢9g，瞿麦9g，栀子9g，柴胡30g，五味子9g，黄柏15g。

［**方解**］木通、车前子、萹蓄、滑石，利水通淋；瞿麦、大黄行瘀泻热；栀子、黄柏，消泻三焦火热；甘草梢治阴中作痛；柴胡、五味子二药合用，根据近年报道，对大肠杆菌之感染于泌尿系者，有良好的抑制作用（本人移用于抗胆道感染，效果亦甚明显），故对一部分尿路感染，具有良好的效果。

［**加减法**］痛甚者加琥珀末3g，另吞。

本方经笔者多年反复使用，现已成为笔者"抓主症"的常用方在临床应用，凡泌尿系感染、尿道刺激征明显及病情反复，历久不愈者，率多用此，疗效甚为满意。

十六、三金排石汤（自制）——尿路结石

[**常见症状**] 尿中挟有沙砾，小便刺痛窘迫，时或突然尿中断，少腹连腰而痛，或见尿中带血，舌红脉数。

[**病症分析**] ①尿中挟沙砾：此沙砾小者如砂，大者如石，此物生于膀胱或肾内，尿中出现的砂石，是从肾与膀胱下来的。

②小便刺痛窘迫，时或突然尿中断：由于砂石状物刺破、划破尿道而引起炎症的发作，故尿通过时则刺痛窘迫，尿中有沙砾状物杂下时，过肿胀及狭窄处，堵塞尿的通行，故突然尿中断。

③少腹连腰而痛，或见尿中带血：尿路中炎症肿痛，可以向上放散至少腹及腰部，引起疼痛，尿石刺破尿道，故可见尿血，在肾及膀胱、输尿管等处的尿石，亦可损伤其所过部位，引起尿血。

[**治法**] 利尿排石。

[**方药**] 三金排石汤（自制）。

海金沙 60g，川金钱草 60g，鸡内金 12g，石韦 12g，冬葵子 9g，滑石 15g（包煎），车前子 12g（包煎）。

[**方解**] 石韦、冬葵子、滑石、车前子，利水通淋；海金沙、川金钱草，除能利尿外，更有排石作用；鸡内金有化石之用。

[**加减法**] 尿石不尽加煅鱼脑石 30g（石首鱼科动物大黄鱼或小黄鱼头骨中的耳石），以加强排石的作用。

本方经过笔者多年反复使用，现本方已作为笔者"抓主症"的常用方在临床使用。凡尿中发现砂石状物，即可用之。一般砂石较小者用之效果较显，而肾与膀胱之间结石较大者，则效果较差，有时用一味海金沙 60g 煎汤，用于治砂淋，亦为有效。

十七、当归贝母苦参丸加味——膀胱炎

[**常见症状**] 少腹急结，按之痛甚，尿急、尿频、尿液混浊，严重时可出现尿血。尿痛多出现在尿后，有时小便不能控制，有尿意即遗尿。

[**病症分析**] ①少腹急结，按之痛甚：膀胱位于少腹当脐之下，故膀胱炎乃出现少腹急结，按之痛甚症状。

②尿急，尿频：膀胱有病，则影响其储尿功能，由肿痛而出现尿急，由尿急而出现尿频。

③尿液混浊和尿血：尿液混浊是膀胱湿热所为；尿血则由湿热所生的炎症损膀胱的毛细血管所致。

④尿痛多出现在尿后：尿后膀胱排尿已空，膀胱体急剧收缩，气滞血瘀，故见痛感。

⑤小便不能控制，有尿意即遗尿：这是湿热所生的炎症影响到膀胱括约肌所造成。

［治法］燥湿祛瘀散结。

［方药］当归贝母苦参丸加味。

当归 15g，川贝母 9g，苦参 15g，木通 9g，甘草梢 9g，竹叶 9g，生地 9g。

［方解］当归、生地行瘀凉血；竹叶、甘草梢清火缓痛以治尿道之痛；川贝母消肿散结；苦参、木通清利湿热，解毒消炎。

［加减法］妊娠妇女，去木通，加黄芩 9g。少腹痛甚加琥珀末 2g（分吞）。

本方经过笔者临床多次反复使用，现本方已成为笔者在临床工作中常用的"抓主症"之方。遇有西医确诊为膀胱炎之病人，即首先使用此方，效果一般良好。

十八、疏肝散结方（自制）——老年前列腺肥大，小便癃闭

［常见症状］前列腺肥大，小便癃闭不通，多先由小便滴沥不尽开始，多见于老年。苔腻，脉弦有力。

［病症分析］①前列腺肥大，小便癃闭不通：肝脉络阴器，故前阴癥积（包括前列腺肥大）大多与肝有关；由于积块压迫尿道，故见小便癃闭不通。

②先由小便滴沥开始：小便滴沥，已见困难，癥积日大，乃见癃闭。

［治法］疏肝散结。

［方药］疏肝散结方（自制）。

柴胡 9g，丹参 15g，赤芍 15g，当归 15g，生牡蛎 30g（先下），玄参 15g，川贝母 3g（分冲），夏枯草 15g，海藻 15g，昆布 15g，海浮石 15g（先下），牛膝 9g。

［方解］柴胡疏肝解郁，当归、赤芍、丹参，理肝经之血瘀，因前列腺部乃肝之经脉所络也；牛膝引药下行；牡蛎、海浮石、玄参、川贝母、夏枯草、海藻、昆布等同有软坚散结之作用，以消肿块。

［加减法］本方用治乳腺增生、肋软骨炎，则去牛膝，加公英 30g，全瓜蒌 30g。治子宫肌瘤则就原方加泽兰叶 15g，茺蔚子 30g。治颈淋巴结炎，则去牛膝，加桔梗 9g，枳壳 9g。一般效果良好。可见中医经络学说，验之有效，盖此等结块，皆肝之经脉所过之地也。

本方经多次使用，现本方已作笔者"抓主症"的常用方剂，临床见有老年前列腺肥大，小便癃闭病人，率先用此，效果良好。

十九、桂枝龙骨牡蛎汤加味——因梦遗尿

[**常见症状**] 因梦遗尿，形寒肢冷，心悸头昏，舌淡苔白，脉细。

[**病症分析**] 因梦遗尿，是指睡梦中自认为如厕，但醒后却是尿床。这种遗尿，是由梦引起的，与神不内守有关。

[**治法**] 安神养肾。

[**方药**] 桂枝龙骨牡蛎汤加味。

桂枝 9g，炒白芍 12g，甘草 9g，煅龙骨 30g，煅牡蛎 30g，桑螵蛸 30g，益智仁 9g，生姜 9g，大枣 5 枚。

[**方解**] 本方用桂枝汤温养气血，调和阴阳表里；煅龙骨、煅牡蛎镇心而去梦境；桑螵蛸、益智仁缩小便。

经过笔者临床多次反复使用，现本方已作为笔者"抓主症"的常用方在临床运用。凡因梦而遗尿者，率先用此，疗效甚好。

二十、益肾汤加减——风水型"肾炎"（急慢性肾小球肾炎水肿者）

[**常见症状**] 风水型"肾炎"系概括西医所称急、慢性肾炎在内，是链球菌感染后的变态反应性疾病，来势急剧，变化极速，故名为风。病中常可发现水肿，则曰水。故风水肾炎乃泛指所有急慢性肾炎在内（尿中毒似应除外），凡病人有肾炎临床症状，尿常规符合肾炎指标者皆属之。

[**治法**] 活血（祛风）解毒。

[**方药**] 益肾汤加减（本方系从山西省中医研究所的"益肾汤"加减而来）。当归 15g，赤芍 15g，川芎 9g，丹参 15g，桃仁 9g，红花 9g，蒲公英 30g，紫花地丁 30g，山豆根 10g，土茯苓 30g，白茅根 30g。

[**方解**] 桃仁、红花、当归、赤芍、丹参、川芎，活血以祛风，蒲公英、紫花地丁、山豆根、土茯苓、白茅根，均系清热解毒之药，二者相合，既能解毒消炎，又可活血治风，故为临床常用之方。

[**加减法**] 贫血加党参、黄芪各 15g，高血压加夏枯草 15g。

经过多次在临床反复使用，目前本方已作为笔者"抓主症"的常用方，凡临床见有化验室检查，符合肾小球肾炎者，不论其急性期或慢性期病，率多先用此方，虽不能尽愈诸病，但其临床疗效，似觉较以前应用"辨证论治"时提高了不少。

二十一、真武汤——心力衰竭之水肿

[**常见症状**]多有心脏病史，日久不愈，乃现水肿。水肿重在下肢或在脐下，四肢清凉，心悸头眩，筋惕肉瞤，小便短少，行动气喘，舌淡少苔，脉沉细。

[**病症分析**]①水肿重在下肢或在脐下：肾在下焦，故由于肾阳不足，不能化水而产生的水肿，多以下焦为重。

②四肢清凉、心悸头眩、筋惕肉瞤，小便短少、行动气喘：都是由肾阳不足所造成。肾阳虚不能布温于四肢，故见四肢清凉；水气内聚，心阳不得舒展，故心悸，清阳之气不能上升入头，故头眩；水气停渍于内，阳气不得通行，故见筋惕肉瞤；水不化气，气不化水（尿），故见尿少；肾虚不能纳气，故见行动气喘。

[**治法**]温肾化水。

[**方药**]真武汤加味。

茯苓 30g，熟附子（熟附片）15~30g，白术 12g，桂枝 9g，白芍 15g，甘草 9g，生姜 9g。

[**方解**]桂枝、附子，温肾化水；茯苓、白术，利湿健脾；白芍、甘草，缓中而制桂、附温热之性能；生姜温胃以行水气。

[**加减法**]水肿甚者，加冬瓜皮 30g，以消水利尿；头晕甚者，加泽泻 30g，以利水湿，通清阳。

此方经过笔者多年临床反复使用，目前已作为笔者常用的"抓主症"之方，凡西医诊断为心力衰竭，而见症以水肿为主，周身见有寒象者，率先用此。虽不能尽愈诸病，但对很多危重病病人，确实能起到回阳救逆，纠正心衰的作用。

二十二、龙胆泻肝汤加减——高血压伴耳鸣者

[**常见症状**]头痛耳鸣，头重昏晕，心烦易怒，寐少梦多，舌红苔黄，脉弦数有力，掌烫尿黄，或见大便干燥不爽。

[**病症分析**]①头痛耳鸣，头重昏晕：肝火循经上炎则头痛，肝火循胆的经脉上攻则耳鸣。肝火炎上，气血皆逆于上，故头重。

②心烦易怒，睡少梦多：肝火内郁，内扰心神，故见心烦易怒，寐少梦多等症。

③掌烫尿黄，或见大便干燥不爽：是肝火内实，灼伤津液的表现。

[**治法**]清肝泻火。

[**方药**]龙胆泻肝汤加减。

龙胆草 9g，栀子 9g，黄芩 9g，柴胡 9g，车前子 9g（包煎），泽泻 15g，川木通 9g，夏枯草 15g，苦丁茶 9g，续断 9g。

　　[方解] 龙胆草、栀子、黄芩、柴胡，清肝泻火；泽泻、车前子、川木通，引肝火从小便而去；夏枯草、苦丁茶，散风热郁火，并有降血压之用；续断补肾而气血咸趋于下，促使上下平衡。

　　[加减法] 大便干燥，加大黄9g，炒决明子30g。

　　本方经笔者多次使用，现已作为"抓主症"之方在临床经常应用，凡见高血压而伴耳鸣者，即用此方，不但能降低血压，且治耳鸣，效果甚好。

二十三、天麻钩藤饮加减——高血压见头热足凉、头重脚轻者

　　[常见症状] 头涨眩晕，面色红润，便干口渴，口苦心烦，性情急躁，寐少尿频，两腿无力，足凉，舌质红苔黄，脉弦数。

　　[病症分析] ①头胀眩晕，面色红润：是肝阳上亢，气血逆上的表现。

　　②便干口渴，口苦心烦，性情急躁，寐少：是肝火内郁，耗津夺液，影响于胆则口苦，影响于心则心烦而性情急躁与寐少。

　　③尿频，足凉，两腿无力：肝阳上亢，引起气血皆逆于上，造成上实下虚之象，故见尿频，足凉，两腿无力等下虚见症。在上部则是显现的实热在头现象。在高血压病中，最多见者是这类型。

　　[治法] 平肝潜阳。

　　[方药] 大麻钩藤饮加减。

　　天麻9g，钩藤15g，珍珠母30g（先下），菊花9g，龙胆草9g，赤芍15g，川续断9g，夏枯草15g，青葙子15g，苦丁茶9g。

　　[方解] 天麻、钩藤、菊花、夏枯草、龙胆草、苦丁茶、青葙子平肝息风，珍珠母镇肝定风治眩晕；赤芍活血化瘀；川续断补肾，引气血下行。

　　本方经笔者多次反复使用，现已作为笔者"抓主症"之方，经常用之于临床，凡高血压见有头热足凉，头重脚轻，面赤心烦者，类多用此，效果良好。

二十四、右归饮加减——低血压眩晕伴腹痛者

　　[常见症状] 眩晕，头脑发空，耳鸣心悸，腰膝酸软，健忘少寐，苔少舌淡，脉沉细无力。

　　[病症分析] ①眩晕耳鸣，头脑发空：髓海不足，则脑转耳鸣，头脑发空。

　　②心悸少寐：肾精虚不能生血荣心，故心悸少寐。

　　③腰膝酸软，健忘：肾精不足，不能主骨、生髓、荣脑，故膝软、健忘；腰为肾之外府，肾虚故腰酸。

　　[治法] 补益肾精。

　　[方药] 右归饮加减。

熟地 9g，沙苑子 9g，鹿角霜 15g，枸杞子 10g，山萸肉 9g，紫河车 9g，菟丝子 15g，五味子 9g。

［**方解**］熟地、沙苑子、鹿角霜、紫河车、菟丝子补肾益精；山萸肉、五味子、枸杞子养肝血以补肾精。

本方经笔者多次反复使用，现已作为笔者"抓主症"的临床常用方，凡遇低血压眩晕而见腰痛者，率先用此，效果良好。

二十五、清泻肝胆方（自制）——头目眩晕、羞明不敢睁眼者，肝胆郁火所致失眠

［**常见症状**］头晕目眩，羞明畏光，耳胀耳鸣，口苦，甚则汗出呕吐，脉弦，苔白腻。亦治失眠伴上述症状者。

［**病症分析**］①头晕目眩，羞明畏光，耳胀耳鸣，口苦：这是足少阳胆归经受病，痰热上攻，故见头晕目眩，羞明畏光，少阳之脉络于耳故病见耳胀、耳鸣；胆热则气逆于上，故见口苦。

②汗出呕吐：胆热内蒸，故见汗出；胆热引动胃气上逆，故见呕吐。

［**治法**］清泻肝胆。

［**方药**］清泻肝胆方（自制）。

柴胡 9g，黄芩 15g，半夏 12g，青皮 9g，枳壳 9g，竹茹 9g，龙胆草 9g，栀子 9g，蔓荆子 12g，苍耳子 9g，大青叶 15g。

［**方解**］柴胡、黄芩、龙胆草、栀子，清肝胆而泻火热；半夏、竹茹清除痰热而和胃；青皮、枳壳（实）下气降火而除痰热；苍耳子、蔓荆子药性升散，清利头目；大青叶消热解毒，以消内耳之炎症。

本方经过笔者多次临床反复使用，现本方已作为笔者"抓主症"的常用方，凡病见头目眩晕，羞明不敢睁眼者，率先用此，效果良好。但须注意慎勿加入重镇潜阳之药。

二十六、三化汤——中风昏厥，大便不通者

［**常见症状**］突然昏倒，不省人事，面红目赤，呼吸气粗，痰声辘辘，舌质红，苔黄燥，大便闭结，脉弦数有力。

［**病症分析**］①突然昏倒，不省人事：这是中风的典型症状，其中苏转后留口眼㖞斜、半身不遂等后遗症者为真中风，有醒后不留后遗症者，则称为类中风；一名厥证。因其病来突然，属"数变"范畴，故以"中风"名之。

②面目红赤：是阳热甚，气血上涌入头之象。

③呼吸气粗，痰声辘辘：这是实证热甚痰升，因而引起。

④大便闭结：是火热内结的中风闭实证的重点症状。舍此，则不一定是闭证。

[治法] 通便泻热。

[方药] 三化汤加味。

大黄9g（后入），枳实9g，厚朴9g，羌活9g，菖蒲9g。

安宫牛黄丸或至宝丹一丸，先以开水灌下。

[方解] 大黄通便泻热，兼泻血闭；枳实、厚朴，行气泻闭；羌活散风；菖蒲豁痰开窍。加至宝丹或安宫牛黄丸清心凉血、开窍醒脑以治昏迷。

[加减法] 痰甚加贝母9g，竹沥30g（冲）；大便不实，但服至宝丹或安宫牛黄丸，不须汤药通便；牙关紧闭，用通关散搐鼻取嚏。通关散方：猪牙皂角、细辛，等份为末吹入鼻中。

本方经笔者多年临床反复使用，现已作为"抓主症"的常用方，凡中风昏厥、大便不通者，率先用此攻通大便，得便则常热降神清，血压下降。其留有后遗症者，再按治中风后遗症之法治之。

二十七、补阳还五汤加味——中风后遗症半身不遂者

[常见症状] 半身不遂，口眼㖞斜，常发生于睡卧之时，舌歪而謇，语言不利，脉弦数，舌质红少苔，或偏头痛。

[病症分析] ①半身不遂，口眼㖞斜，常发生于睡卧之时：本病常为脑血管血栓形成所引起，因在睡卧时血流缓慢，最易形成血栓，可出现上述诸症。

②舌歪而謇，语言不利，或偏头痛：这些症状都是由于脑血管血流受到障碍，大脑某部分得不到血液濡养，因而出现此等症状。

[治法] 活血通络。

[方药] 补阳还五汤加味。

生黄芪50g，当归15g，赤芍15g，川芎9g，桃仁9g，红花9g，地龙15g，丹参15g，鸡血藤50g，土鳖虫（䗪虫）9g。

[方解] 当归、川芎、丹参、赤芍行血又能养血以祛风；桃仁、红花祛瘀活血以通络；地龙、土鳖虫（䗪虫）化久瘀，疏通经隧；重用黄芪，通过补气来加强活血行血的作用。

[加减法] 重在上肢，加姜黄9g，桂枝9g；重在下肢，加牛膝9g，木瓜9g。

本方经笔者多年反复使用，现已成为笔者在临床上经常使用的"抓主症"方剂，凡中风后边半身不遂者，率先用此，有一部分病人收效甚好。亦有无效的，其原因有待科研解决。

二十八、牵正散四物汤合剂（自制）——面神经麻痹之口眼㖞斜

[**常见症状**] 口眼㖞斜，半面麻痹。

[**病症分析**] 此中风之最轻者，症状仅见于头面，古称中络。

[**治法**] 祛风活血。

[**方药**] 牵正散四物汤合剂（自制）。

白附子12g，僵蚕9g，全蝎6g，生地15g，赤芍15g，川芎9g，当归15g，桑枝50g，丝瓜络9g，鸡血藤30g。

[**方解**] 白附子去头面之风；僵蚕祛经络之风；全蝎息风解痉；桑枝、丝瓜络祛风通络；生地黄、赤芍、当归、鸡血膝、川芎，活血祛风通络。

[**加减法**] 面麻痹甚者，加苏木9g，并以醋炒香附120g盛于布袋之中，趁热熨敷麻痹之处。

本方经过笔者在临床多年反复使用，现本方已成为笔者"抓主症"的临床常用方之一，凡颜面神经麻痹、瘫痪出现之口眼㖞斜，以及半身麻痹、半身疼痛、半身冷暖、半身汗出等中医所称之"中络"证，率先用此，效果良好。

二十九、河间地黄饮子——脊髓神经病变所致四肢不收或舌暗语言不利

[**常见症状**] 四肢不收，或为下肢步伐不整，下地如踩棉花，易倒，手握不固，携物可自行丢弃，患肢肌肤有麻木感，或为闪电样痛，亦有舌暗语言不利者，舌淡，脉虚弱。

[**病症分析**] ①四肢不收，或为下肢步伐不整，下地如踩棉花，易倒，手握不固，携物可自行丢失：四肢不收即四肢不能由自主控制，即大脑中枢的指挥失灵，下肢步伐不整，下地如踩棉花，易倒，这是下肢的筋骨不用引起的；手握不固，携物可自行丢失，这是上肢筋骨不用所引起。总的说，这类症状是由筋骨不用所引起。肝主筋、肾主骨，筋骨不用，则首先应考虑病由肝、肾功能失常引起，阳主功能，故特别须考虑为肝肾阳虚引起。肌肤的麻木感，这是由于肝肾阳虚，阳气不能正常地使气血布达于外，因而引起。

②闪电样痛：属"数变"范围，又名曰风。一般肝肾阳虚所出现的风，基本属虚风范畴。

③舌暗语言不利：一名暗厥，由肝所主之筋膜失用，不能控制舌的运动。

[**治法**] 温补肝肾。

[**方药**] 河间地黄饮子。

熟地12g，山茱萸9g，麦冬12g，石斛15g，远志6g，石菖蒲9g，茯神9g，

五味子 9g，肉苁蓉 9g，肉桂 3g，熟附子 9g，巴戟天 9g。

[**方解**] 熟地、肉苁蓉、肉桂、熟附子补肾壮阳；山茱萸、巴戟天、五味子养肝敛气；石斛、麦冬生津液以防止温热药助火伤津；远志、石菖蒲、茯神，益心气以治喑厥舌强，语言不利。

本方经过笔者多年在临床反复使用，现本方已作为笔者临床"抓主症"的方剂之一，凡遇有四肢不收或有喑痱症状并见者，率多用此，效果良好。

[**按**] 风痱是中医病名，类似于西医"脊髓痨"，由脊神经受到破坏引起，病因是晚期梅毒。目前我国并不多见。另一种由结核杆菌引起的，西医称为脊髓结核。其主症是"四肢不收"及手足不能自主控制，最常见者是走路时如踩在棉花上，走不稳。病人常见走路东倒西歪，甚至摔倒，病人的手也是不由自主，甚至吃饭时把碗、筷掉落而不觉察，买东西可以把篮子丢掉等。有的病人甚至四肢一点不能动弹。有的病人则连说话都困难，这是舌本不受意识控制所引起，也与脊髓神经受损有关。如果伤害到上部的脊髓，就会出现语言不利，这在中医又叫"喑厥"与四肢不收同时并见的，中医称为"喑厥风痱"（笔者 1957 年在南京工作时曾治愈一姓李女病人，即属于这一病型）。如腹以下脊髓马尾神经受破坏则病人可见大、小便的失禁或不通。

中医认为"风痱"（包括喑厥在内）的病位主要在于肝肾二经。因肝主筋，肾主骨，肝的经脉受损则四肢（包括舌本）的动作不能自如，骨受损伤，则支架身体显得无力。但这种肝肾的亏损，又分阴虚和阳虚两种类型，晚期梅毒引起的"脊髓痨"一般属于阳虚型，而结核杆菌引起的脊髓结核则多属于阴虚型，这两种病的划分，一般需根据全身症状而定。即寒象明显的多属阳虚，热象明显的则为阴虚。

先父秉忠公，在临床使用"河间地黄饮子"（原方不变）治愈了很多"风痱（包括喑厥风痱）"的患者，先父把这一经验教给龚云龙和笔者，并强调说："你莫看河间地黄饮子这张方杂乱无章，又补阳，又养阴，又治心，又治肝肾，可是，它却能治疗'四肢不收'和'喑厥'等怪病"。

记得在 1959 年，笔者和皮肤性病研究所同志合作研究治疗晚期梅毒脊髓痨时，在座的有数位中医对治疗该病束手无策，当时因笔者既得家传又亲手治好不少这样的病人，于是驾轻就熟，用此法治疗。

处方：熟地黄三钱，山茱萸三钱，石斛三钱，麦冬三钱，五味子二钱，石菖蒲二钱，远志钱半，茯神三钱，淡苁蓉三钱，肉桂二钱，熟附子三钱，巴戟天三钱（原方有薄荷、生姜、大枣未用，所有病人均开七剂）。

复诊时大部分病人都有不同程度好转。西医同志听后对此兴趣浓厚，先后到协和医院和天津总医院看过不少病人，西医同志还给病人做了相应的各种检查并前后对比，证明其有效率在 80% 以上。

三十、除痰降火方（自制）——狂躁、惊恐、抑郁、失眠伴大便干结者

[**常见症状**] 失眠乱梦，头痛昏胀，烦躁易怒，渐转惊恐狂乱，不辨亲疏，大便干结，舌红苔黄，脉弦数有力。

[**病症分析**] ①失眠乱梦、头痛昏胀、烦躁易怒：这是发病前期的痰火郁结阶段的证型，痰火狂乱，多由此积渐而生，由量变至质变。

②惊恐狂乱、不辨亲疏：惊恐和狂乱，是同一病人的两种表现形式，有时可以表现为惊恐，亦有时即表现为狂乱。其惊恐时见亲人亦惊亦恐，其狂乱时见父母亦打亦骂，这叫作不辨亲疏。

③大便干结：是痰火内结引起。

[**治法**] 除痰降火。

[**方药**] 除痰降火方（自制）。

柴胡 9g，黄芩 15g，半夏 12g，青皮 9g，枳壳 9g，竹茹 9g，龙胆草 9g，栀子 9g，珍珠母 30g（先下），礞石 50g（先下），石菖蒲 9g，远志 6g，天竺黄 9g，制天南星 6g。另：礞石滚痰丸每日上午服 10g。

[**方解**] 柴胡、黄芩、栀子、龙胆草，清肝降火；青皮、枳壳，行气以去痰热；半夏、竹茹、石菖蒲、远志、天竺黄、制天南星，除痰开窍；珍珠母、礞石，除痰镇肝；礞石滚痰丸能通便下痰，治疗顽痰怪病。因此丸有泻下作用，服后便前常有腹痛，如在夜间则可能影响睡眠，故可规定病人在上午服用，一般腹痛便泻，则在下午，这样能保证晚间休息。

本方经笔者多年在临床反复使用，现已作为笔者"抓主症"的常用方剂之一，凡见狂躁、惊恐、抑郁、失眠、乱梦等而有大便干结症状（包括便肠垢不爽）者，率先用此，效果良好。

[**按**] 应用除痰降火汤合礞石滚痰丸治疗由痰火扰心所导致的狂躁症，可使火降痰消，神明得安，狂证得愈，故提倡泻下越早越好，但也应注意便通火降后即减苦寒大黄之用量，以免损伤中阳之气。

三十一、抵当汤加味——外伤癫痫

[**常见症状**] 有脑外伤史，发则昏眩仆倒，抽搐强直，口角流涎，有时发出不寻常的怪叫声，大便干，舌红苔腻，脉弦数。

[**病症分析**] ①有脑外伤史，发则昏眩仆倒，抽搐强直，口角流涎，外伤常导致瘀血停留，由于瘀血而导致"风象"的发生，故见昏眩仆倒，抽搐强直，口

角流涎。

②发出不寻常的怪叫声：这是神志丧失的先兆表现。

③大便干：常因瘀血内阻，腑气不通，病属实证。

[治法] 化瘀活血。

[方药] 抵当汤加味。

水蛭 12g，虻虫 9g，桃仁 12g，大黄 9g，土鳖虫（䗪虫）9g，地龙 15g，僵蚕 9g，全蝎 5g，蜈蚣 1~2 条，花蕊石 20g。注：方中某些动物药亦可改作散剂服用，剂量为汤剂的四分之一或五分之一。

[方解] 水蛭、虻虫、土鳖虫（䗪虫）、地龙、僵蚕、全蝎、蜈蚣，化久瘀以定风；桃仁、大黄，行瘀通便；花蕊石化瘀镇痉。

本方经笔者多次使用，似觉在部分病人身上，可以有效。故本方现已作为笔者"抓主症"的常用方之一，见外伤癫痫，即用此方，疗效待继续观察。因本病发无定期，肯定疗效须假时日。不过"水蛭溶血"的不良后果，似可排除。

[按] 中医认为本病属"风"病范畴，古有羊角风之称，实即指忽然昏倒抽搐而言。究其风之成因，则众说纷纭，有主火，谓风火相煽；有主痰，则为痰迷灵窍等。但验之临床，则均收效甚微。本人认为本病为瘀血凝聚，其次则为老痰凝结，属有形之痰，故治疗亦采取化瘀软坚散结化痰的方法，取"坚者削之"和"血行风自灭"之意。化瘀的主方是抵当汤，软坚散结的主方是消瘰丸。在服药初期，往往出现一过性症状加重，表现癫痫发作稍频或头痛加重，但继续服药，发作会逐渐减轻，并过渡到完全控制，不再发作。

对癫痫病的治疗，中医文献记载多用祛痰、镇痉、息风诸法。笔者于临床亦曾应用上法治疗此病多年，但疗效终不满意。及至 20 世纪 70 年代初，本人才根据久患癫痫病者记忆力多有减退，而其中由外伤引起者颇多的特点，因此，考虑其当有瘀血不散。乃据《伤寒论》下焦蓄血"其人喜忘"的记载，选用抵当汤为主加土鳖虫（䗪虫）以攻逐瘀血，生牡蛎、玄参、贝母（即消瘰丸之成分）、夏枯草削坚散结，配以僵蚕、蜈蚣、全蝎息风之品。如此组成方剂，既符合"治风先治血"的原理，又与"其人喜忘"用抵当汤的记载不悖，疗效明显提高。又《伤寒论》中记载蓄血证尚有"如狂"或"发狂"，癫痫患者亦有此症状，近代称为"癫痫人格"也是抵当汤的适应证。唯对蓄血所在位置，值得进一步探讨。以外伤性癫痫言之，其在瘀血显然蓄于头部，而言"下焦蓄血"较为费解。或可认为《伤寒论》中所言"经""府""下焦"，既可指确实部位，又可指一组特定的"证候群"而言。抵当汤在化瘀攻下类方剂中，历来被认为是较峻烈的方药，特别是近年出版的某些中药著作中，提出水蛭溶血问题，医生们就更不敢轻易使用。其实，运用有毒药物治病，一般具有见效快、疗效好的特点，只要掌握得当，根本不会出问题。以上就抵当汤的作用，从临床方面做了一点新的探索，由于观察时间较短，病例不多，又缺乏系统的完整病历记录，如癫痫病例脑电图改变的记录未能保存等。因此，对抵当汤治疗顽固性痛经、癫痫等病，仍需进一步研究与总结。

三十二、四妙丸加味——湿热痹下肢肿痛为主者

［**常见症状**］关节肿痛，痛处觉热，或有胀感，腰膝以下为重，甚则变形，心烦掌烫舌红，苔黄腻，脉弦数。

［**治法**］燥湿清热。

［**方药**］四妙丸加味。

黄柏15g，苍术12g，牛膝9g，薏苡仁30g，萆薢15g，木通9g，滑石15g（包煎），泽泻15g，车前子9g（包煎），木瓜9g，青黛8g（包煎）。

［**方解**］本方用苍术、黄柏，清热燥湿；薏苡仁、木通、萆薢、滑石、车前子、泽泻，利湿清热；牛膝、木瓜，强筋骨，利关节；青黛清热解毒。

本方经过笔者多次在临床反复使用，目前本方已作为笔者"抓主症"的常用方，凡临床中见痛风性关节炎急性期，表现为下肢关节红肿、疼痛者，率先用此方，常可获效。

三十三、旋覆花汤加味——冠心病之胸闷胸痛

［**常见症状**］左侧胸部偏痛、发堵，甚或上引肩臂，脉律不整，舌苔黏腻，睡眠不佳，严重时可见肢冷唇青，卒然昏厥。

［**病症分析**］①心的部位在胸腔内偏左侧，故心络瘀阻，气血流行不利，出现左则胸部偏痛，心脉滞则胸部堵闷；手少阴心经脉起于心中，出腋下沿上肢内侧缘行至手，故心络瘀阻可见疼痛上引肩臂。

②心主血脉，是脉搏搏动的动力所在，心络瘀阻，心的搏动功能失常，故脉律不齐。

③心主神志，心络瘀阻，心神失养，故失眠多梦，睡眠不佳。

④古人有"真心痛"的说法，认为"心不受邪，受邪则殆"。现心络瘀阻，心痛剧烈，严重者可见肢冷唇青，猝然昏倒，这是凶险证候，应及时组织抢救，免致贻误病情。

［**治法**］开胸通痹。

［**方药**］旋覆花汤加味。

旋覆花15g（包煎），茜草9g，红花9g，青葱管15g，瓜蒌仁12g，丹参15g，赤芍15g，川芎9g，降香9g。

［**方解**］本方用旋覆花、青葱管，开胸中气痹；茜草、红花、丹参、赤芍、

川芎、降香，开胸中血痹；瓜蒌仁除痰开痹。

[加减法] 睡眠不佳加琥珀末 1.5g，睡前吞服。

[按] 对冠心病的治疗，笔者惯用旋覆花汤、瓜蒌薤白汤、茯苓杏仁甘草汤及生脉散为主并以赤芍、川芎、丹参、橘络等加减治疗，效果满意。笔者认为《金匮要略》所载肝着与胸痹本属一证，主张以红花和茜草两药代替旋覆花汤中之新绛；对原文中的葱白，叶天士曾改为葱叶，笔者则兼收并蓄，认为葱叶之温性不如葱白，故主张寒象明显者仍用葱白，热象明显者改用葱叶。

三十四、益胃汤加减——食后还饱之胃痛

[常见症状] 胃痛不胀，食后还饱，食酸甜或水果较舒，口渴不能多饮，脉细，苔少而干，舌质偏红，大便干燥。

[病症分析] ①胃阴不足，常为胃酸过少之症。痛时不胀，食量虽较少，但食时尚不觉到难受，惟食后过一段时间，0.5~1 小时，则自觉胃脘堵闷，有似食之过饱，称之为"还饱"，意即食时不觉其饱，而食后则反过来见饱。这主要是胃酸过少，不能腐化食物所致。

②胃酸过少，得食酸甜（甜味亦能变酸）食物，增加胃酸，有助消化作用，故自觉食欲增而觉舒。

③胃阴不足，基本上是津液亦缺乏，无大热消灼，故口干而不多饮。津液不足，肠道失润故便干。

[治法] 益胃生津。

[方药] 益胃汤加减。

沙参 15g，麦冬 9g，生地黄 9g，玉竹 9g，贝母 9g，冰糖 30g（分冲）。

[方解] 沙参、麦冬补气生津；生地凉血养阴；玉竹、贝母生津散结；冰糖甘润生津。本方对胃酸过少的胃痛或溃疡病有良好效果。

[加减法] 痛甚加桃仁 9g，丹参 15g。

三十五、芍药甘草汤——痉挛性疼痛

[常见症状] 突发或阵作胃脘急痛，挛急感明显，甚者硬痛拒按，痛缓则腹软如常，舌质青暗，脉弦。

[病症分析] ①突发性胃脘急痛，挛急感明显，这是胃脘挛痛（一称胃痉挛）的典型症状之一。

②甚者硬痛拒按，痛缓则腹软如常，此病缓急无时，痉挛发作时可结合成块，痛而拒按，但挛痛缓解后则又一如常人，这属于中医所说的"数变"的范畴。而数变则与风、与血有关。

[**治法**] 舒挛定痛。

[**方药**] 芍药甘草汤加味。

赤白芍各 30g，甘草 12g，当归 15g，延胡索 9g，川楝子 12g，降香 9g。

[**方解**] 赤芍、白芍舒挛定痛；甘草缓中舒挛；当归、延胡索理血以止痛；降香、川楝子行气血泻肝，使气血之瘀滞同时获解。

[**加减法**] 腹胀加乌药 9g。

本方经笔者多年反复使用，现已作为笔者"抓主症"的临床常用方剂。凡遇有痉挛性疼痛以及久病不愈，原因不明之疼痛，常用此方，效果良好。

临床如有不明原因之疼痛，但有挛急之感者，笔者每以芍药甘草汤为主治之，有很多病例，在病因未明的情况下，而疼痛已去，这有力地说明中医急则治其标的重大意义。

三十六、补中益气加枳实方——胃下垂

[**常见症状**] 纳少腹胀，嗳气脘闷，有时胃痛，食后脐部或脐下胀满，转侧时胁腹有水流声，形体瘦减，大便时干，脉细苔少，胃镜或消化道造影示胃下垂。

[**病症分析**] ①纳少腹胀，嗳气脘闷，有时胃痛：这是脾胃虚弱的表现。

②食后脐部或脐下胀满：这是由于胃已下垂，胃体下移至脐部，故食后脐部胀满，严重者脐下亦胀，乃由脾虚中气不足，不能升举胃体而引起。

③胃体下移，三焦水道的定位有所改变，影响其水气通调，水停不化，故而出现胁腹有水流声。

④胃体下移以后，影响其纳谷和运化功能，故见形体瘦减。所谓"胃家"实包括大肠在内，手足二阳明之间的互相影响，故胃体下移，影响了大肠，因而大便干燥。

[**治法**] 升降脾胃。

[**方药**] 补中益气加枳实方。

黄芪 15g，党参 12g，白术 12g，陈皮 9g，升麻 9g，柴胡 9g，甘草 6g，当归 15g，枳实 30g，生姜 9g，大枣 5 枚。

[**方解**] 补中益气汤补脾升阳，加枳实以下气宽胸消痞，据西医药理，枳实有收缩平滑肌的作用，故本方不但对胃下垂有治疗效果，而且能收缩子宫平滑肌，治子宫脱垂亦有效。

[**加减法**] 病人体虚加鹿角霜 15g，紫河车 15g；胃酸多加煅瓦楞子 30g（先下）。

本方经笔者多年使用，现已作为笔者"抓主症"的方剂，经常用于临床，凡遇有胃下垂病人，率先用此，一般连服 50 剂，可基本获愈。

三十七、补肾强腰方（自制）——腰酸软无力支撑者

[**常见症状**]腰酸软疼痛，无力支撑，不能俯仰，但无压痛及敲击痛，气短，尿无力，脉虚细，苔少。

[**病症分析**]肾主骨，肾虚骨弱，故腰酸软疼痛。肾虚腰痛一般不是器质性病变，其痛属虚，故无压痛或敲击痛。肾虚不能纳气，故见气短，尿无力亦为肾虚的反应。

[**治法**]补肾强腰。

[**方药**]补肾强腰方（自制）。

金狗脊 12g，川续断 9g，桑寄生 15g，杜仲 9g，牛膝 9g，木瓜 9g，薏苡仁 30g，猪肾一个（切开、去白色肾盂部分，洗净，先煎，取汤煎药，回族可以羊肾代）。

[**方解**]川续断、桑寄生、杜仲，补肾强腰；金狗脊、木瓜、薏苡仁，舒筋利湿壮腰脊；牛膝活血，引药下行；猪肾以脏补脏，补肾治腹痛。

[**加减法**]寒象明显加补骨脂（破故纸）9g，胡桃肉（连衣）9g。

三十八、复元活血汤加减——外伤瘀血腰痛

[**常见症状**]腰痛，痛有定处，手不可按，大便常干，脉沉实，舌红苔少。或有外伤史。

[**病症分析**]①痛有定处，手不可按：血瘀之痛，定而不移，按之痛甚，故瘀血腰痛痛有定处，手不可按。这是瘀血腰痛的特征之一。

②瘀血内结，常致大便干燥，成为血与热结之实证。

③外伤之后，常有瘀血，故外伤后腰痛者，常为瘀血引起。

[**治法**]行瘀活血。

[**方药**]复元活血汤加减。

柴胡 9g，天花粉 15g，当归 15g，穿山甲 9g，桃仁 9g，红花 9g，大黄 9g，甘草 9g，王不留行 9g，土鳖虫（䗪虫）9g。

[**方解**]当归、桃仁、红花活血行瘀；天花粉生津液以助活血，柴胡疏肝气，气行则血行；穿山甲、王不留行散血活瘀；土鳖虫（䗪虫）化久瘀；大黄破瘀通便。

[**加减法**]大便不干燥者改用熟大黄 3g。

本方是笔者临床常用"抓主症"方之一，凡遇外伤瘀血作痛者，类多用此，疗效一般甚好。

附录

印会河教授生平

印会河，1923年出生于江苏省靖江县（现为靖江市）红光乡的一个中医世家。他的生日是牛郎织女相会的农历七月初七，所以取名为谐音的"会河"。

印会河5岁进私塾，从似懂非懂地背诵四书五经、唐诗宋词到精读历代经典，印会河接受了传统的中国文化教育，而练习大小楷书也是印会河每日的功课。严格得近乎苛刻的教育赋予了印会河深厚的中国文化底蕴，律诗和书法后来成了他的终生喜好。11岁，印会河考入无锡周边的一所中学，但由于抗日战争的爆发而辍学返乡，印会河提前走上了家族传承的中医之路。那年他14岁。

在祖父和父亲的正确引导下，印会河开始系统地攻读中医古籍，超强的记忆力和理解力为他奠定了坚实的中医理论功底。与此同时，印会河随名医父亲诊治患者又让他得到了真传，积累了丰富的临床经验。在父亲的鼓励下，他还收集分析大量医案和同行的处方，虚心向这些同时代的医家学习。从此，博采众长成了他终生的从医、治学之道。

父亲的精心培养加之自身的优越天资与勤学善悟，1940年，年仅17岁的印会河羽翼丰满，在家乡挂起了"内外大小方脉"之牌独立行医。两年后又应邀到他曾两次游学的中医之乡常州武进县救治晚期血吸虫患者。由于疗效显著，他受到当地民众的热情挽留，1943年，印会河在武进正式开业行医。未满20岁时，印会河已被誉为"江南小名医"。后来，偶然中的必然又把他带到了上海。1945年，他凭借自己的实力轻而易举地考取了上海市的中医执照，22岁的他在这个广阔天地开始了新的作为。

4年后，战火的蔓延和局势的动荡迫使印会河离开了自己已颇具名望的上海诊所，回家乡避难。然而这一灾祸却在数年之后为他另开了洞天：1954年，他被保送到扬州地区中医学习班。1955年，江苏省在位于南京市的省中医学校（南京中医药大学的前身）开设中医进修班。经过严格的选拔，印会河入选为首届学员。一年后他以优异成绩毕业，并留校任教，担任该校中医教研组的业务组长兼《金匮》教研组组长。为了改变中医理论传承不规范的现象，他请缨主编了《中医学概论》，此书1958年由人民卫生出版社出版，后成为再版多次的全国高等医学院校教材，这部著作首次系统阐述了中医基础理论，填补了中医教育的空白，也奠定了印会河在中医界的学术地位。

　　1957 年组建北京中医学院（现北京中医药大学，下同）之时，原卫生部从全国甄选人才。年轻有为的印会河被调到北京中医学院，成为内科教研组组长。翌年，北京中医学院附属东直门医院开院，他被委以医务部主任兼内科主任之重任，开始废寝忘食地为医院的建设操劳、为患者服务。1964 年，日趋成熟的他又被安排到北京中医学院温病教研室做领头人。在任期间，他在彻底掌握传统理论之精髓的基础上，以自己丰富的临床经验为依据，将温热病更合理地重新加以分类，使其辨证论治更加完善。他将这套独具匠心的分类体系编入《温病纵横》讲义中并亲自授课。这一创新获得了许多同僚的高度评价，在中医界引起了很大反响。

　　经过一段蹉跎岁月，在百废待兴的 1978 年，印会河担任了北京中医学院中医基础理论教研室主任，同年被原卫生部授予全国首批中医教授兼硕士生导师。1 年后，他又当选为中华全国中医学会理事，出版社根据他中医基础理论授课的内容整理成《印会河中医学基础讲稿》（中医名家名师讲稿丛书），深受读者喜爱。在编写《金匮》和内科学讲义之外，受原卫生部中医司的委托，他主编出版了被列为全国高等中医院校第五版统编教材的《中医基础理论》。此书饮誉国内外，还被译成英文、日文。多年之后，他荣任原卫生部高等医药院校中医专业教材评审委员。

　　在北京中医学院辛勤耕耘的 25 年间，他不仅为国家培养了一批批中医骨干，而且在理论上提出了不少大胆的修正与补充，并形成了自己个性鲜明的学术思想：主张师古而不是食古不化，呼吁继承中有创新，反对故步自封和故弄玄虚。他主张中西医结合，把西医学的检查和诊断纳入中医辨证范围。这些观点和观念虽引发了一系列论战，但也让他获得了越来越多的支持与赞誉。他对中医理论与实践的另一重大贡献是首创了"抓主症"的辨治方法。

　　1982 年，作为能与西医携手合作的中医代表人物，印会河被任命为中日友好医院这所现代化综合医院的副院长，参与该院的筹建。卸任后他继续担任中央保健医、学术委员会委员、中国中西医结合研究会名誉理事等职，满腔热情地投入中医的发展中，直至 2000 年夏罹患重病。从开院以来，他风雨无阻地坚持出诊，有时也应邀去同仁堂坐诊，诊病的同时带教学生。作为全国老中医药专家学术经验继承指导老师，他毫无保留地传授自己的所有知识与临证秘诀，一丝不苟地指导学生们做论文。与此同时，他完善了自己的常见病与多发病的辨证论治和"抓主症"等核心思想，1983 年出版了《中医内科新论》。

　　改革开放以来，他一直活跃在国内外的学术讲坛，还曾到日本和遥远的美国讲学，并被美国中医药协会聘为高级顾问，为提高世界各地的中医水平，促进中医传播和文化交流做出了卓越的贡献。

为了解除更多患者的痛苦，印会河还致力于中成药的研发。他的验方"泌感灵"被河北安国的一家制药厂开发成产品。1986年，他率领他的团队以"开肺气利三焦治疗肝性腹胀"成功申请到原卫生部的攻关课题；而后，他的"消臌汤"又获得国家中医药管理局科研课题且于1992年通过一期临床鉴定。在这个事业的巅峰时期，印会河收获了诸多荣誉：全国第一批享受国务院特殊津贴的专家、北京中医药大学和辽宁中医药大学名誉教授、首都国医名师、全国名老中医、北京同仁堂杯中医药工作60年特殊贡献奖、中华中医药学会成就奖……他的名字还被载入了英国剑桥《世界名人传——中国卷》。

印会河是个中医理论大家，更是个医术、医德高尚的中医临床家。从17岁悬壶以来，他治愈的患者不计其数，治疗疑难杂症更是他的强项，解除了很多顽疾患者的痛苦，也把不少生命从死亡边缘救了回来。在北京中医学院专职任教的那些年，除了在合作医院定时出诊之外，他还经常在家中接待通过熟人介绍从各地辗转慕名而来的患者。他繁忙工作之后不多的业余时间常常在义务为患者诊治中度过。正如当年他被下放农村劳动时，兢兢业业地为远近村民看病一样，平时去外地或外国讲学之余，他也总是尽可能多地为早已翘首以盼的当地患者们服务。印会河曾是受人尊敬的中央保健医，曾冒着风险偷偷救治过受冤屈的开国元勋的子女和身处逆境的文化艺术名流。在他看来，救死扶伤永远是一个医生义不容辞的责任。

然而他那回春的妙手最终却没能阻止自己年迈病体的凋亡。2012年1月10日，印会河溘然长逝。他对中医事业不顾个人得失的挚爱，他的坦诚和精益求精的作风，他执着的进取与革新精神，他留给众多弟子们、留给后世的宝贵经验，他的论文、论著，包括凝聚着他大半生心血的《印会河医论医话》《印会河中医内科新论》《印会河抓主症方论手稿》将一直与我们同在！

（孙启基、印螺）

后　记

抓主症是印会河开创的新的治疗方法，是中医辨证和西医辨病的有效结合，对提高治疗疾病的疗效大有裨益，体现了印会河尊古而不泥古，继承创新，敢于进取的精神。有人认为，中医辨证难掌握，同一个病种，不同的医生开的处方不相同，而抓主症就没有这种现象。印会河在北京中医学院（现北京中医药大学）任教时发表了《略谈从辨证论治辨病论治到抓主症》的文章，登载在《北京中医学院学报》（北京中医药大学学报）1980年第3期上，是抓主症的医学理论文献。印会河有其言，并践其行，注重理论联系实际。

抓主症就是抓住患者最痛苦的一至二三个症状为线索给以诊治，经过多次反复临床实践证明其确有疗效且疗效满意者，就形成了诸多行之有效的抓主症方，以后见到该病该症就用此方，可获得显著疗效。

经过印会河对抓主症不断地探索、实践、完善，终于结出了硕果。1983年，首次出版了《中医内科新论》，其中38首抓主症方，更是熠熠生辉。该书出版后，好评如潮，鼓励的信件蜂拥而至。广大读者称赞书中的处方拿起来就能用，一用就灵，得心应手，疗效显著，故该书重印多次。印会河知道广大读者对抓主症的认可和称赞后，深受鼓舞与激励，促使他把抓主症工作，做得更完美，对诸多疾病如何抓主症更是全力以赴地斟酌，可谓殚精竭虑。他继续探索、实践、推敲、提高，不仅对常见病、多发病甚至疑难顽疾积累了许多疗效显著的抓主症方，较《中医内科新论》书中的抓主症方，更加丰富，但这些都印刻在印会河的头脑中没有公开发表。

这些抓主症方源自古籍（《伤寒》《金匮》等）、历代名医名案、家传（印会河的祖父和父亲都是名中医）及印会河自己数十年的临床经验总结出的方药（即自拟方）。

1995年正值桂花飘香的季节，印会河在美国讲学、行医载誉回国。他决定将数十年从事中医教学、临床上的经验结晶写成书，奉献给广大读者；把生平所治愈过的多种疾病都用抓主症的形式撰写出来。多年来他钻研出更多的抓主症方，因此他决定专门写一本"抓主症"的书籍。

印会河说："我不能将东西带到另一个世界去。"并诙谐地说："书出版后，我就可以不当医生了（意思是说，患者可以对号入座，根据自己的病情，可以在书中找到治疗的处方。言外之意就是他的医技全部贡献出来了）。"以上的话，虽然简短，但寓意深刻。

决定出版《印会河抓主症方论手稿》后，他夜以继日地写作，常常忙碌到晨曦，那时的情景，至今历历在目。他首先列写出所有文章的提纲（包括部分皮科），然后开始写正文。在写正文时，他兴致盎然地说："发热是我的拿手戏，一般吃了我的中药就可快速退热。"又说："咳喘这类疾病，我的经验是丰富的。"

他抓紧一切时间，废寝忘食地写作，直到筋疲力尽才躺在床上休息片刻，然后再接着干。

不幸的是，事与愿违，病魔吞噬了印会河的健康，他的身体每况愈下，使他未能按照提纲全部写完此书。在印会河病危期间，他因没有实现他的诺言"不能把东西带到另一个世界去"和没有完成《印会河抓主症方论手稿》的著作而遗憾和伤心，病榻上他的眼角渗出了泪水，我也很痛心。我承诺他将来一定把他目前已经写好的部分整理成册，予以出版。

书稿内容虽然没有印会河最初的提纲丰富，但书中不乏精华内容。即使是"杯水车薪"我也愿意奉献出来，略表印会河对中医事业的心意。我要告诉印会河：抹去眼角的泪水，你的《印会河抓主症方论手稿》书稿连同《印会河中医内科新论》《印会河医论医话》将一同与读者见面，你虽在天国，想你仍可为中医事业而奉献，你欢笑吧。

我虽非学中医专业出身，经多年的耳濡目染，也略通皮毛，逢耄耋之年，垂垂老矣，整理有不当之处，请读者和中西医专家们指正。

印会河之妻　孙启基

2020 年 5 月